地域ケアとリカバリーを支える心理学

英国心理学会・臨床心理学部門 監修
A. クック 編　　国重浩一／バーナード紫 訳

精神病と統合失調症の新しい理解

Understanding Psychosis and
Schizophrenia

Edited by Anne Cooke
A report by the British Psychological Society Division of Clinical Psychology

北大路書房

UNDERSTANDING PSYCHOSIS AND
SCHIZOPHRENIA
by British Psychological Society
Copyright © 2014 by The British Psychological Society
Japanese translation published by arrangement with The
British Psychological Society through The English
Agency (Japan) Ltd.

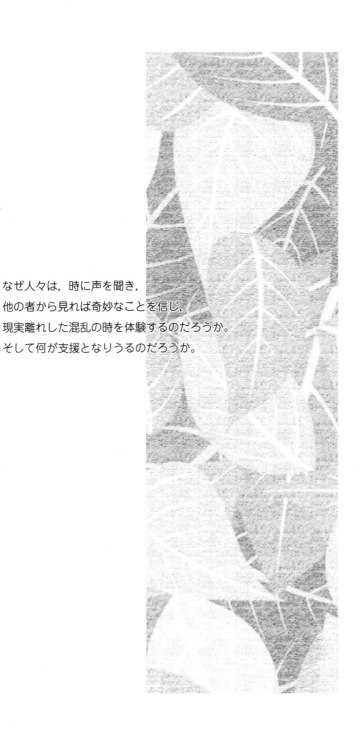

なぜ人々は，時に声を聞き，
他の者から見れば奇妙なことを信じ，
現実離れした混乱の時を体験するのだろうか。
そして何が支援となりうるのだろうか。

自分の環境の思わぬ変化に直面した人は必死の努力を試みる。ところが，さまざまな問題を引き起こしてしまうものである。私は，これを釣り針にかかった魚に喩える。針にかかった魚がぐるぐる旋回する様子は，事情のわからない周りの魚には奇妙に見えることだろう。しかし，魚が跳ね回ること自体が苦悩なのではなく，その行動は魚が苦悩から抜け出そうとする努力の結果なのである。そして，漁師は皆，魚がうまく逃れることもあるのを知っているのだ。

カール・メニンガー

●はじめに●

　本報告書は，声を聞いたり，妄想を抱くような体験，つまり一般に「精神病」とみなされる体験を，なぜ人々がするかについて，最新の知識を大まかに説明したものである。その上で，いったいどのようなことが支援につながるのか，についても検討していく。臨床的な表現を用いれば，本報告書は「統合失調症と他の精神病の原因と治療」について述べていると言えるであろう。『双極性障害の理解：なぜ人は極端な気分変動を体験するのか，それには何が助けとなるか』という表題の報告書⟨1⟩も同時に出版している。これまで主に生物的な問題，すなわち疾患と考えられてきたものの心理的状態についての理解は，近年大幅に進歩した。その生物的な側面については実に多くのことが執筆されているが，本報告書は心理的かつ社会的な側面に焦点を当てることによって，これまでのアンバランスを是正することを目的としている。さらに，このような体験をどう理解するか，またそれが苦悩となるときにはどう支援したらよいのか，の両面についても述べることにする。

　社会が「精神病」や「統合失調症」をどう考え，どのような支援を提供するかをめぐっての，既に進められつつある根本的な変革に，本報告書が貢献できることを期待している。例を挙げれば，将来，サービス提供側が利用者に，問題について特定の解釈を押しつけること，すなわちそれは疾病であって基本的に投薬治療を受けるべきだ，という伝統的な見方を押しつけることはなくなるだろう。本報告書は，メンタルヘルスの領域で働く専門家やその利用者，また友人や親類にとっての資料となるように，そして，これらの人々による会話が十分に情報を提供することができるように意図されている。ここには，サービスや職業的な訓練を委託考案する責務を負う人々や，ジャーナリスト，政策立案者にとっても極めて重要な情報が含まれている。私たちの社会全体が，精神病だけではなく，多くは精神障害と呼ばれる他の苦悩についての見方を変え

る糸口と本報告書がなることを，私たちは期待しているのである。

〈寄稿者について〉

　本報告書は，主にNHS（ナショナル・ヘルス・サービス）や大学の臨床心理学者から構成された調査委員会によって執筆され，これらの専門家の母体である英国心理学会・臨床心理学部門によって編集されたものである。さらにこれは，先の『精神疾患と精神病的な体験をめぐる近年の進展』という報告書を元に更新したものである。こちらの報告書は2000年に出版され，多くの人々に読まれ，引用されている。寄稿者たちは皆この分野の第一人者である。巻末には氏名と所属機関名のリストを添えた。寄稿者の4分の1に及ぶ人々が実際の体験者である。つまり，声を聞いたり妄想を抱いたり，精神病や統合失調症という診断を受けた経験のある人々である。巻末には，読者に役立つであろうウェブサイトや本などのリストを載せた（訳注：本リストは本書に掲載せず，北大路書房のホームページから閲覧できるようにした）。さらに，この報告書が依拠する学術的な研究報告，文献などのリストも同時に挙げた。

要旨

- 本報告書は，一般的に精神病，あるいは統合失調症と考えられている体験に対しての心理学的アプローチについて説明するものである。これは，一般的に双極性障害，あるいはうつ病と考えられている体験について，平行して報告されているものを補足するものでもある。
- 声を聞いたり妄想を抱いたりすることは，しばしばトラウマや虐待，あるいははく奪などに対する反応として一般に体験されるものである。このような状態を精神障害や精神病，あるいは統合失調症の症状と呼ぶことは，1つの考え方でしかなく，それは利点と欠点を伴うものだ。
- 「精神病」と他の思考や感情，信条などを分ける明確な境界線は存在しない。精神病は，不安や内気さのような他の心理的な問題と同じ方法で理解し取り扱うことができる。過去20年にわたり，これらの体験に対する心理的解釈や支援方法の模索において，著しい進歩が見られた。
- 自分は疾病を抱えている，と考えることが役に立つ人々もいる。その一方で，自分の問題を自らの「人となり」の一側面と考え，時には面倒を起こす原因にもなるが手放したくはないもの，と考える人々もいる。
- 文化によっては，声を聞くような体験が高く評価されることもある。
- それぞれ個人の体験はその人独自のものである。ある個人の問題やそれに対処する方法が，他の人とまったく同じであることはない。
- すべてではないにしても，大多数の人々にとって，声を聞いたり妄想を抱くことは一時的な体験に留まる。そのような体験を継続的にする人々でも，幸福で良好な人生を送ることが多いものである。
- このような体験をする人々が暴力的になりがちだというのは俗説に過ぎない。
- 心理療法（話すことを基盤とした治療）は大多数の人々にとってたいへん役に立つものである。英国国立医療技術評価機構（NICE: National Institute for Health and Clinical Excellence）は，精神病または統合失調症の診断を受けた人すべてに，話すことを基盤としたセラピーが提供されるべきだとしている。しかし現在，多くの人々はそれを利用する機会がない。
- さらに一般的にいえば，自分の体験の詳細を語り，自分に何が起こったかを解釈する機会を，支援サービスが人々に提供することが不可欠となる。しかし驚くべきことに，実際にはほとんど行われていない。専門家は，人々が特定の解釈，たとえば，そのような体験は病気の症状である，というような理解様式を受け入れるように主張するべきではない。
- 多くの人々は「抗精神病薬」がこのような体験の頻度や強度，苦悩の度合いを軽減するのに役立ったと感じている。しかし，薬が根底に横たわる生物的な異常を是正するというエビデンスは存在しない。最近のエビデンスは，ことに長期にわたる服用が，深刻なリスクをもたらすことを示唆している。
- 支援サービスは根本的に変わる必要がある。さらに，虐待やはく奪，格差などを取り除く対策を立て，また予防する努力が必要とされている。

専門用語についての注釈

　本報告書の中に述べられている体験を表現するにあたって，何が最も有益な方法かについては相当な議論が行われた。それぞれの人々が用いる異なる専門用語は，本報告書が述べるように，これらの体験の性質や原因についての一般的な議論を反映している。

　伝統的には，極端に疑い深い思いを抱くこと（妄想症）や，他の誰にも聞こえない声を聞くことなどは，精神障害の徴候と見なされてきた。たとえば，統合失調症や双極性障害などがそうである。それらを体験する人々は，「患者」や「病人」と呼ばれたのである。このような方法が，何が起きているのかを理解するのに役立つと感じる人々がいる一方で，自分は病気ではないと考える人々もいる。実際，過去20年にわたって，一般の人々の中にこのような体験はするものの，自分にメンタルヘルスのケアが必要だとは決して感じない人々も数多くいることが明らかになった。

　本報告書全体を通して，極力中立的な用語を使用すること，そしてこれらの体験を解釈する上で唯一の正しい方法があると示唆することのないよう，努力が払われた。そのため，問題となっている状態は「症状」ではなく「体験」と表現されている。また声を聞く，疑い深くなる，またはこだわりすぎる，というような一般的な言い回しを使用することにした。時には「精神病」という用語も使うが，それはこの言葉がこのような体験を言い表すときに，社会一般で使われているためである。すべての人がこの言葉をしっくり感じていないのは承知の上である。すべての人がその根底に疾病があることに同意しているわけではないことを示すために，「統合失調症の人々」と表現する代りに，「統合失調症と診断された人々」という表現を使うことにした。同じ理由から，患者という表現は使わずに，人々と表現しているのである。

　当然のことながら，これまでにこの分野で記述されたことの大部分は臨床的な枠組みを使用している。そのために臨床的な，または医学的な用語が使われている。このような研究について述べるときは，必要に応じて，これらの用語に括弧を付けることとした。

●目次●

はじめに　*ii*
要旨　*iv*
専門用語についての注釈　*v*

第1部　「精神病」とは何か

第1章　本報告書の内容──時として精神病と呼ばれる体験 ………… 3
　精神病を経験するとはどのようなことなのか　3
　体験は個人によって異なる　7
　異なった文化の存在　9

第2章　これらの体験はどの程度一般的なのか ……………………… 10
　どの程度の人が「精神病」の体験をするのか　そして，どの程度の人が統合失調症と診断されるのか　11
　メンタルヘルスサービスを利用しない人々　11

第3章　このような体験を精神疾患と見なすのは最良の方法なのか … 13
　序論　精神疾患という考え　13
　精神病的体験と通常の体験は，どこで切り離すことができるのか　14
　ごく普通の人も奇妙な体験をすることがある　17
　精神疾患の診断には信頼性があるだろうか──すべての医師がその診断名に同意できるのだろうか　18
　メンタルヘルスの診断には意味があるのか　何か実際の「もの」を示しているのか　21
　疾病と見なすことについての利点と不利点　24
　診断名から離れるよう促す近年の勧告　28

第4章　このような体験は人々の人生にどのような影響を与えるのか…30
　　　結果をめぐるばらつき　30
　　　どの結果が問題となるのか　31
　　　結果に影響を与えるもの　32
　　　精神病が暴力を引き起こすという俗説　34

第2部　原因

第5章　生物学——私たちの脳………………………………………39
　　　序　論　39
　　　遺　伝　40
　　　神経化学的理論　42
　　　脳の構造と機能　44
　　　結　論　46

第6章　人生体験とそれが私たちに及ぼす影響………………………47
　　　序　論　47
　　　人生での出来事とトラウマ　47
　　　人間関係　50
　　　不平等，貧困，および社会的不利　51

第7章　私たちが世界を理解する方法——「精神病」の心理学………53
　　　人生における出来事と精神病を結ぶ心理的リンク　53
　　　声を聞くこと，内言，記憶　54
　　　私たちはどのようにして信条を作り上げ，結論に達するのか　56
　　　感情と精神病との関係性　57
　　　精神病的体験がどのように苦悩や障害に発展するか　58

第3部　何が支援となるのか

第8章　問題をめぐる共通理解に到達すること……………………71
　　　フォーミュレーション　71
　　　何が支援となり得るかを判断すること　77

目次

第9章　自助，あるいは友人，家族，コミュニティによる支援 …………79
　　序　論　79
　　友人や家族からの支援　80
　　自助と相互支援　86

第10章　専門家による実際面および情緒面の支援 ………………… 92
　　序論　サービスは何のためのものか　92
　　基本的なニーズに的確に対応する　94
　　情緒面の支援　95
　　就業と雇用　97
　　考えを体系化し，動機を保つための支援　99
　　早めに支援を受けること　100
　　危機における支援　101
　　安全を保つ　104

第11章　話すこと──心理的支援 ………………………………… 109
　　序　論　109
　　認知行動療法（CBT）　113
　　認知療法　120
　　精神的外傷に焦点を当てるセラピーと精神力動的アプローチ　120
　　アクセプタンス・コミットメント・セラピー（ACT）とマインドフルネス　122
　　ナラティヴ・セラピーとシステムズ・セラピー　122
　　ボイス・ダイアログ　123
　　家族への支援　124
　　心理療法の利用度の向上　124
　　自分に適したアプローチを探し出すこと　125
　　結　論　126

第12章　投薬治療 ……………………………………………………… 127
　　投薬治療にはどのような効果があるか　128
　　「抗精神病薬」の問題点　130
　　投薬についての協働的な決定　134

第4部　何を変えていく必要があるのか

第13章　メンタルヘルスサービスは何を変えていく必要があるのか … 141
「医療モデル」の域を超える　*142*
家父長主義を協働作業に置き換える　*144*
何をすべきかを告げるのではなく，人々が選択するのを支援する　*150*
権利と期待を明確にする　*151*
措置入院や精神衛生法の施行を削減する　*153*
研究の方法を変革する　*154*
メンタルヘルスケアの専門家の訓練とその支援方法を変革する　*155*

第14章　全体として何を変えていかなければならないか …………… 157
私たちは皆，同じ場所にいるのだと捉えること――「私たち」と「彼ら」の境は存在しない　*157*
予防に焦点を当てる　*158*
「メンタルヘルス」を基盤として偏見や差別と闘わなくてはならない　*161*

文　献　*163*
原書 編者紹介　*197*
寄稿者紹介　*198*
訳者あとがき　*201*

第 1 部

「精神病」とは何か

第1章

本報告書の内容
―― 時として精神病と呼ばれる体験

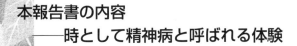

キーポイント

▶本報告書は，一般的に精神病，あるいは時に統合失調症と見なされている体験に対しての心理的アプローチについて説明するものである。これは，一般的に双極性障害〈1〉，あるいはうつ病〈2〉と考えられている体験について，平行して報告されているものを補足するものでもある。

▶このような体験には，声を聞くこと（幻覚）や，他の人には奇妙だと思われるようなことを信じること（妄想），他の人には理解できないようなものの言い方をすること（思考形式の障害），あるいは現実離れした混乱の時期を経験すること（急性精神病）などが含まれる。

▶それぞれ個人の体験はその人独自のものである。ある個人の経験やそれに対処する方法が，他の人とまったく同じであることはない。

▶この種の体験をした人々の大多数が，メンタルヘルスサービスを受けるわけではない。なぜなら，自分の体験を苦に感じていない人もいるからである。一方で，人によってはそれが苦悩となるので，専門家に助けを求めたり，周りの者がその人のために支援を求めることになる。

精神病を経験するとはどのようなことなのか

本報告書は，普通「精神病」や「統合失調症」，「精神疾患」，「神経衰弱」あるいは「発狂」と見なされている体験についてのものである。極端な感情の起伏も時には精神疾患と見なされ，この場合は「双極性障害（躁うつ病）」と呼ばれる。多くの状況は似通っているが，「双極性障害」は

別の報告書⁽³⁾で扱っているので、ここでは詳細に触れないことにする。本報告書では、次のような体験を扱う。

- そこには誰もいないのに声を聞いたり、他の人は感知しない何かを見たり、味わったり、匂いを嗅いだり、感じたりすること。時に、このような体験は、幻覚と呼ばれる。
- 周りの人とは違う強い信条を心に抱くこと。たとえば、「CIAがあなたに陰謀を企んでいる」とか「誰かがあなたの考えを操っている」などと信じることである。それは、時に妄想と呼ばれる。それが、誰かがあなたに害を及ぼそうとしていることであれば、偏執性妄想と呼ばれ、自分は特別だと考えることであれば、誇大妄想と呼ばれることもある。
- 考えたり集中したりするのが困難となる場合。このような困難を体験する人の多くは対処方法を見つけることができる。逆に、それが役に立ったりすることもある。ところが人によっては、それが圧倒的な困難となってしまう。そのような時、同時に別のことをするのがたいへん難しくなる。そのため取り乱し、何かに気をとられているように見えたりするのである。聞こえる声に言い返すこともある。時には口早に次々と脈絡の無いことを口にして、他の人には理解できない話し方をしたりする。この場合は「思考形式の障害」と呼ばれることになる。感情的にストレスに晒されたりすれば、時に私たちもいささかの「思考形式の障害」を起こして混乱し、つじつまの合わないことを言ったりするものである⁽⁴⁾。
- 時によっては、無表情で孤立し、気だるそうで無関心でやる気がないように見える人もいる。そのようなときには食事を用意したり、自らの面倒を見たりする気力もなくなる。これまで、このような状態は「陰性症状」であるとされ、疾病の一部と見なされた。しかし、これらは体験に圧倒されたり、それに対処しようとした結果であったり、無力感やうつ気分から生じることもある。また、処方された薬を服用したための副作用であることも多い。

多くの場合，これらの体験は強度のストレスに晒されたときに起こったり，強い感情や気分変化に関連している。たとえば，心配や不安，恐怖，うつ，または何かの出来事に打ちのめされたときなどである。実際のところ，不安症，またはうつ病の診断が下されるかもしれない情緒的な問題と「精神病的な体験」を区別する明確な線は存在しない。さらに，「心的外傷後ストレス（PTSD）」や「人格障害」などの診断が考えられるトラウマから引き起こされる問題についても同様である。

精神病のさまざまな体験

頭の上半分が完全に無くなってしまったような感じです。ものすごいエネルギーが沸いてきて，ほとんどヒステリー状態です。それから目の前に幻覚が浮かんできて，きれいな庭が見えたんです。これは天国だ，と思いました。でも途端にそれを完全に見失って，すぐ後に代わりの物が見えて，自分は地獄に行くんだと思いました。自分は死ぬんだ，と思ったんです。宗教心はたいしてないんですけど。目が覚めたらお母さんが部屋に入ってきたんですが，自分は完全にいなくなっているんです。そのまま二日ほど放っておかれました。自分に何が起こったのかわかりませんでした。ほんとに死ぬ，と思ったんです。それで聖書を取り上げて（笑いを含みながら），「黙示録」を読んだのですが，これはいい考えじゃなかったです。数分の間，自分は本当にイエス・キリストだと信じましたから。自分は男じゃないんだからキリストであるはずがないので，一体何が起こっているのか，と論理的に考えることができるまでのことですけれど。
　　　　　　　　　　　　　　　　　　　　　　　　レイチェル〈5〉

僕は，自分の血が悪霊によって毒されて邪悪な人間になった，と考え始めたんだ。僕の周りには霊がいて，僕の考えを歪め，変えてしまうんだ。すごく恐かったけれど，どうしたらいいのかわからなかった。
　　　　　　　　　　　　　　　　　　　　　　　　グレアム〈6〉

1986年，18歳の年，僕は7か月の間，3度にわたって精神病院に収容されました。最初は睡眠障害が起こってすごく混乱し，誇大妄想と

か被害妄想が生じました。僕はテレビやラジオが自分にメッセージを送っていると思いました。自分で知らないうちにスパイになっていて，世界は「1984年」という本や「ブレードランナー」という映画を混ぜ合わせたようなものだと感じていました。何もかもが見えるとおりではなくて，監視ロボットであるペットや悪意のこもった追跡装置があるんだと思いました。

　それから，知らない人の顔が知り合いの顔のように見えて，それがさらにスパイ説に結びつきました。自分で自由に，自発的に考える能力を失いそうになっていると思い，大人になったらオートメーションの機械になってしまうだろうと考えました。集中力はまったく無くなりました。常に警戒感や恐怖感，緊張感があって心因性の胸の痛みを感じていました。聖霊や悪霊，超自然のコミュニケーション力を中心とした，霊的な考えにもかなり引き寄せられました。

　精神病の家族歴があったので，臨床医は簡単に統合失調症の診断を下しました。両親は，僕が統合失調症で，ずっと薬を飲む必要があると言われました。
　　　　　　　　　　　　　　　　　　　　　　ルーファス（貢献者）〈7〉

　私は5年前に精神障害の診断を受けました。妄想と声を抑え込む錠剤を飲んでいます。今でも時折，妄想を体験する以外は，錠剤は役に立っています。その妄想はこれまで感じた中でも一番ひどいもので，日中始まって夜寝るまで続きます。もうすべてのことにこだわってしまうんです。鍵がバッグからこぼれ落ちてしまうとか，ズボンが滑り落ちてしまうとか，私が本当に病気かどうかを当局が調べに来るとか，です。他人の前に出るのが怖いし，何か不作法なことを言うに違いないと思ってしまうんです。自分が他の人にひどいことをしているのを思い描いたり，他人が私にそうしているところや，実際には何か他のことが起こっているんだと考えてしまいます。こんな思いをやめられるなら何でもします。だって，人といるときには逃げることばかり考えているんですもの。
　　　　　　　　　　　　　　　　　　　　　　　　　　　　ミリアム〈8〉

　私はしょっちゅうひどい声に責め立てられていました。その声は強力な存在で，いつも声が正しいと信じていました。私が悪魔だと主張す

る声もあったし，私は淫売女だ，などとわいせつな言葉で侮辱しました。また，私がその声に従わなかったら誰でも殺してやるというのもありました。別の声は，私の食べ物を管理し，私の外見を見下して侮辱しました。

私は聞こえる声を世の中についての自分独自の理論にはめ込んでいきました。それは，周りの人には，正気ではない者の奇妙なつぶやきとしか聞こえないようなものでした。パラレルワールド，悪霊，政府による陰謀，そして，あの世や悪魔そのものとの特殊なコミュニケーションとかです。

私は高速道路の橋から飛び降りようとしたり，向かってくる列車に飛び込もうとしたりするので，定期的に地元の警察から保護され，警告を受けていました。世界がいかに絶望的な状態にあるかを伝えたり，私が皆を「見張っている」のだと宣言したりする必要性を感じるのですが，その度にパトカーや救急車でメンタルヘルスチームによる診断のために，メンタルヘルス緊急医療センターに連れて行かれたものでした。

サリー・エドワーズ

体験は個人によって異なる

人々のあらゆる体験と同じく，問題やそれに対処する方法が他の誰かとまったく同じということはありえない。この種の体験を1つだけする人もいるし，いくつも体験する人もいる。また，ただ1回だけ体験する人もいれば，その時々の状況によって体験する人もいる（たとえばストレスを感じた時など）。そして，度々体験する人もいるのである⟨9⟩。

このような体験を苦痛と感じないために，メンタルヘルスサービスに連絡をとらない人も多くいる⟨10⟩。たとえば，そばに誰もいないときに声が話しかけるのを聞いても，その声は当たり障りがないというだけでなく，快く，役に立つようなことを言ってくれるので，問題とはならないというわけである。また，そのような体験にどう対処するかについて自分自身で決める人もいれば，周りの人の支援を受けて決めていく人も

いる〈11〉。一方その体験に苦しみ，専門家の支援をあおぐ人もいる。周囲の人々がその人の行動を奇妙に思って心配したり，本人や他の人を危険な目に遭わせるのではないかと恐れるので，専門家が気づくことになる場合もある。この最後の2つのグループに属する人々だけが，メンタルヘルスサービスと接触を持ち，精神疾患の診断を受けることになるのである。

役に立つ声

　私が聞く声は，自分自身が持つには強すぎて安全とは思えないような感情を持つことができる，自分自身の一部だと思っています。それなしでは生き延びることができない，私自身の一部なんです。それを精神疾患の症状だとするのは侮辱的なことで，私が人間として生き延びるために中心的な役割を果たしているのを無視することになります。感謝こそすれ，取り除きたくはありません。

　今，この声は素晴らしい友人であり助言者です。決して失いたくありません。自分はもはや，深刻な精神障害を持つ精神病の患者，という以前の役割を演じる者ではなく，独自の方法で人生を体験し生き延びている者だと考えています。この地球にいる，他のすべての人々と同じように，です。
　　　　　　　　　　　　　　　　　　　　　　　　サリー・エドワーズ

　時が経つにつれて，私は頭の中で聞こえる声，それはごく普通の声なのですが，本当は自分の声の1つで，助言者というよりは霊感を与えてくれるもの，と考えるようになりました。だって，助けてくれるんですから。
　　　　　　　　　　　　　　　　　　　　　　　　　　　　　メアリー〈12〉

　僕が体験することは精神病だからだろうか？　あれは幻覚なのだろうか？　あれは妄想なのか，それとも，同時に壮大なものなのだろうか？　人生や学習，文化というものは，いったい何の答えを出してくれるものなのだろうか？　僕らのマオリ文化では，こんな体験は新奇なものじゃない。何世代もの人々が幻覚を見たり，感じたり，聞いたりして，知っていたんだ。このようなことはマオリ人だけに特異なものじゃない。マオリ的じゃない見方をされたときに，そうなるんだ。異常だと

見なす，ということが，結果として異常に見える，ということに過ぎないんだ。
イーガン・ビドイス〈13〉

異なった文化の存在

　異なった文化の人々は，異なった方法で問題を表現する。たとえば，ある文化では肉体的な苦痛や不快として描かれる苦悩が，他の文化ではうつや不安として述べられることがある。また，人々が自らの体験を説明する方法は，文化によって異なるのである。不快な，あるいは動揺させるような体験は，その文化に共通の信条を使って説明されることが多く，たとえば幽霊や悪霊，よそ者などと言い表されるかもしれない。少数民族に属する人々や特定のサブカルチャーの人々による表現は，他の文化に属する人々にはとても奇妙なものと見えるだろう。文脈が理解されないときには，誤解に結びつく。例を挙げれば，悪霊に取り憑かれることがある，と多くの人が信じるような文化においては，その人は取り憑かれていると考えられるかもしれないのだ。誰かを支援しようとするときには，人々の苦悩を考慮するだけではなく，人々が置かれている環境を理解し，人々がその状況にどう対応するかや，人々の成育や文化的な背景をも理解する必要がある。

第2章

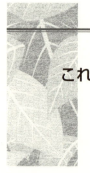

これらの体験はどの程度一般的なのか

キーポイント

▶ このような体験は一般的なものである。一般市民のうち最大10％ほどが，人生のある時点で声を聞いたことがある。また，たいへん多くの人々が，周りが奇妙に感じるような信条を持っているものである。

▶ このような体験をたいへん苦痛に感じる人がいる一方，同じような体験をしても，特に苦に感じることがないので，メンタルヘルスサービスを受けない人もいる。

　以下に説明するように，これらの体験を精神障害の症状であると考えることは，議論の余地が大きくある。それにもかかわらず，最近まで学術関係の研究出版物の大多数は，この前提に基づいたものであった。そのため，推定数として得られる数は，何らかの診断を受けた人々の数でしかない。しかし，過去10年の間に（すなわち，我々の最初の報告書が出版されて以来）⟨1⟩，声を聞くことに関する個人の体験をめぐる調査研究は確実に増加した⟨2⟩。また，自分の体験を苦痛とは思わず，そのためメンタルヘルスの専門家の支援を求めない多くの人々がいて，その人々は数として上がってこないことを，研究者たちは発見したのである⟨3⟩。それでもなお，大部分の研究は，サービスに連絡して精神病の診断を受けた人々を対象としている。この種の体験を持つ人々に下される一般的な診断は，統合失調症や双極性障害である。その他の診断としては，妄想症，精神病，精神疾患，妄想性障害，統合失調感情障害，双極性障害，心因性うつ病などがある。

どの程度の人が「精神病」の体験をするのか　そして，どの程度の人が統合失調症と診断されるのか

このような体験は、とてもよくあることなのである。10％に及ぶ人々が，人生のある時点で，そばに誰もいないのに声を聞くことがある⟨4⟩。100人中1人程度の割合で統合失調症と診断されるので，英国では50万人くらいの人がこの診断を受けている。同じぐらいの数の人々が双極性障害（躁うつ病）の診断を受けている⟨5⟩。本報告書でのちに明らかにしていくが，これらの数値にはたいへん大きな変動がある。生活環境が，ある種の問題を体験するか否かに大きな影響を与え，またそれが特定の診断を受けるかどうかにも関係しているからだ。

メンタルヘルスサービスを利用しない人々

多くの調査によって，人は定期的に声を聞くことがあるのが明らかになった。大多数の人々は，自分が精神的な病気であると思わず，またそう思われてもいない⟨6⟩。このような人々と，メンタルヘルスサービスを訪れる人々の違いは，本人やあるいは周りの人がその体験を苦痛に感じるか否か，あるいは恐ろしいものと感じるか否かにかかっているように思われる。たとえば，その信条や体験が自分たちを何か危険性の高いことに誘導してしまうかもしれないと，本人や家族が不安に感じるような場合である⟨7⟩。しかし，一般人の多くが，宇宙人による誘拐や幽霊，テレパシーといった，他の人から見れば尋常でない，同じような妄想的なことを信じているものだ⟨8⟩。後に述べるように，人々の体験の性質や頻度，強度はさまざまなものであり，ある連続体の上に散らばっているように見える。言い換えれば，大多数の人々は，時として不可解な体験をしたり，他の人からみれば独特で奇妙な信条を持つものであるということなのだ。そのうちの比較的少数の者が，周囲の者には奇妙で心配になるような，頻繁で深刻な体験をする。

精神病的な体験をしても医療サービスに連絡をとらない人々

込み入った状況に陥って，どうしたら抜け出せるかわからないとき，声が手引きをしてくれるんです。言うとおりにしなくてもいいんです。その忠告に従わなくてもいいけれど，そう言ってくれるのは嬉しいんです。

カレン〈9〉

　このような体験をしている多くの人々は，それらが自分の人生の中でたいへん意義深いものであると感じている。そして，それらが宗教的，あるいは霊的な意味を持っていると信じる者もいる。また，超自然的な力，あるいは宗教的な力という観点で説明する人もいれば，世界に対するより深遠な理解や洞察を与えてくれるものであると見なす者もいるのである〈10〉。

精神病的な体験と霊的な体験

声を聞く体験ととても前向きな関係を作り上げる人がいます。そして精神科からの治療やサポートなしにうまくやっていくことができるのです。そのような人は，超心理学とか，生まれ変わり，形而上学，集合的無意識，あるいは高次元意識の霊的なものなどといった，理論的な枠組みを選び取っています。それを通して，孤立することなく，他の人々と関係を保つことができています。これらの人々は，自分たちの体験を共有するための言語を提供してくれる観点を見つけ出しているのです。彼らは容認されているという感覚，すなわち自分たちの権利が認められ，アイデンティティを構築することができ，自分たちと他の人々のために，体験を建設的に利用することができると考えています。

マリウス・ローム＆サンドラ・エッシャー〈11〉

第3章

このような体験を精神疾患と見なすのは最良の方法なのか

キーポイント

▶ 声を聞くような体験を,精神障害の症状と見なすことは,的確で有益なのか,ということについて議論がなされている。心理学的アプローチは,他の考えや感情を理解するのと同じように,これらの体験を理解することを目的としている。

▶ 他の心理的な問題と同様に,連続体という観点から声を聞く体験を理解するほうが道理にかなっているであろう。多くの人々は,たとえばストレスがかかったときに,少しばかり体験することもあるのだが,極めて強く継続的に,そして苦痛に満ちた体験をする人もいる。

▶ 多くの人々は診断名が役に立ったと感じているが,メンタルヘルスの診断名の領域では,可能性の高い原因についてはほとんど述べられておらず,内在する生物的異常に関して一貫した問題のパターンを説明しているわけでもない。

序論　精神疾患という考え

声を聞くことや妄想を体験するということは時として非常な苦痛であり,不可解で不安なことである。そのため,人々は支援を求める。慣例では,人々に提供される支援の枠組みは医学的なものであり,体験は統合失調症のような精神疾患の症状として解釈されてきた。多くの場合,精神疾患は骨折と同じように存在し,同様の医学的検査で判明するものと考えられてきた。しかし,声を聞くような体験については,さまざまに異なる理論がある。それらが疾病の症状であるという見方,たとえば脳における化学的要素の不安定さやその他の問題であるという見

方は，単なる1つの理論に過ぎない。精神疾患を診断する際には，血液検査やスキャンのような，客観的で生物学的な検査はないのである。

このような体験を精神疾患の症状とみることが意味のある，あるいは有益なことかどうかについて，活発に議論がなされている。議論の争点は次のようなものである。

- 精神病的体験と通常の体験は，どこで区別することができるのか
- 「正常な」人々や「病気の」人々は，どのぐらいの頻度でこのような体験をするのか
- 臨床医は，他の医師の診断にどの程度同意できるものなのか
- 精神疾患は実際に存在するものなのか
- 疾病と見なすことについての利点と不利点

それぞれについて簡単に説明していく。

精神病的体験と通常の体験は，どこで切り離すことができるのか

「精神の健全性」と「精神疾患」の間には明確な（正常と異常の）境界線があり，たとえば，統合失調症のように，明確に分離した疾病のプロセスが，声を聞くような体験に関与している，ということが頻繁に想定されている。ところが，最近の研究は，これを否定している。疾患の症状としてこれらの体験を見なすことは，1つの見方に過ぎず，すべての人々に救いをもたらすわけではない。

良い精神状態と悪い精神状態の間には，ある連続体が存在しており，私たちは人生の異なる時点でその線に沿って上がったり下がったりするようなのである。たとえば私たちは，その時々によって不安が強くなったり，弱くなったりするし，疑い深くなったり，うつになったりする。場合によっては，他の人が奇妙だと思うようなことを信じたりするものである。生活の中のストレスの強い出来事は，私たちの考え方や感じ方

に重大な影響を及ぼすもので⑴，それはまた，周囲からどの程度の支援を受けられるか，自分に起こっていることを理解するためのどのような機会があるか，にも左右されるのである。

　その上，ある種の体験をする傾向は，集団内に存在する，複雑な個人的特性や性格の連続体の一環として，それぞれ個人によって異なる⑵。多くの局面を見ていくと，人々は，普通一般に「正常」であることから，かなり風変わりであることまでの多様性を持っているのである。この「連続体」という考え方は，ごく普通の体験である不安感などを例にすれば理解しやすいであろう。一般的に，どれほど不安を感じるかについては，人々には差違がある。これは，その人の我慢強い性格のためであったり，遺伝的な要因や成育の背景との組み合わせに関係するであろう。少数の人だけが，一連のパニック発作を起こすほどの極端な不安感を体験するのであり，これは診断マニュアルの中で不安障害と位置づけられている。同様に，妄想と呼ばれる極端な不信感を抱く状態も，私たち皆が時として感じる疑い深さの延長上にあるものである⑶。私たちは皆，人によって受け取り方が異なるということを，たとえば，侮辱したと受け取られないようにすごく気をつけなければいけない相手は誰か，ということを知っているのである。同様に，猜疑心を起こしやすい状況というのもさまざまである。私たちは皆，深夜ひとりで歩いて帰る場合のように，特別に用心深くすべき状況を体験したことがある。このような状況では，まったく無害なものに対しても恐怖を感じることがあるだろう。

　この「連続体モデル」は，伝統的な精神疾患の診断に対して疑問を提起している。これに関して，順次議論していこう。

「正常」から「精神病」への連続体

僕は学校ではひとりぼっちで孤立していました。友だちは数人いましたが，仲間はずれにされていると感じて，子どもたちが笑っているときは僕のことを笑っているに違いないと思うようになりました。その時，それはたぶん違うとわかっていたのですが，やめられなかったのです。それで学校はすごく居心地の悪いところになりました。大学を出てか

ら，たぶんまた孤立したせいだと思いますが，この感覚が戻ってきました。でもこの時は，自分には自閉症と同じような社会的な障害があるのだというふうに感じ始めて，他の人は僕が相手と目を合わせるか合わせないかで判断できるのだと思い始めました。それで外に出るのがすごく苦痛になりました。なぜなら視線が合うことにすごくこだわっていたので，人に会うのが不安だったんです。ついには，自分が外に出たら，僕を見た人は皆，僕には何かの社会的障害があるとすぐわかる，と思い込みました。本当に，僕に会う人は誰でも，僕に普通に接するように振る舞うのですが，後で僕のことを笑っているのだと感じ始めたんです。
アダム〈4〉

42歳の離婚経験者で2児の母親，そして心霊治療者として個人開業している女性は，「記憶にある限りではずっと声を聞いてきました」と語りました。彼女の耳には声が聞こえるのです。その声は頭の内と外の両方から聞こえました。その声の1つは子ども時代に始まって，今でも聞こえますが，他の声もあります。最初の声は彼女に第二人称で話しかけます。この声とコミュニケーションをとって，自分自身やクライアントについて相談するのです。その声同士が自分たちの間で話し合うこともあります。こうして聞こえる声は日常聞こえる声ではありませんが，彼女は恐怖感もないし，その声に縛られる気もしません。むしろ，声は彼女を保護し，アドバイスや慰め，ケアを与えてくれるものだと感じています。彼女は子どものころ，身体的，性的に繰り返し虐待を受けましたが，その声が困難を乗り切る助けになったのです。彼女は34歳になるまで，その声について誰にも話しませんでした。離婚後初めて，自分の子どもたちに声のことを話したのです。精神科に連絡を取ったことはありません。精神科医によるCIDI（Composite International Diagnostic Interview：複合国際診断面談）に基づくと，彼女は精神疾患の基準を満たしていません。
マリウス・ローム＆サンドラ・エッシャー〈5〉

そう，何と言ったらよいのでしょうね。自分は本当に妄想かその他の何かに苦しんでいるのだと理解し始めています。去年大学に入って，以前にも生活の中で不安や妄想がある感覚はあったけれど，この1年

は勉強も社交も簡単ではありませんでした．友だちと一緒にいて，その友だちともっと親しい人がその場にいて会話にあまり加わらないとすると，その人は私にそこにいてほしくないんだとか，私がいるのが不満なんだとか，そんな感じがしてしまうんです．誰かにテキストメッセージを送ってその人が返して来ないと，私と話したくないんだ，私を無視してテキストを消してしまったんだ，と思い込むんです．また，私が相手に嫌な思いをさせるので，私を嫌がっていて，私が相手をそっとしておくことを望んでいるんだとも思ってしまうんです．お店や通りにいるときは，私が何か変なことをするかどうか見ていて，後でこっそり笑っているんだと考えます．それからグループミーティングをしたときは，私が出ていったあとですぐに，私の振る舞いについてあれこれ言い出すんだと思うんです．そして自分ひとりでいるときは，周りの人が「ほら，『ひとりぼっち』がいるよ」っていう顔をするんだろうと考えるのです．やっぱり，私には妄想があるのでしょうか，それとも自己評価が低いんでしょうか？　これを何とかしたいし，信頼できる誰か専門の人と話したいんです．でも専門家は誤って，薬のカクテルを飲ませるかもしれない，それはいやなんです．それより話をしたいんです．

アンバー〈6〉

ごく普通の人も奇妙な体験をすることがある

　第二の所見もまた，声を聞くことは疾患の一部であるとする前提に，疑問を投げかけるものである．率直に言えば，そのような体験は必ずしも変わったこととは考えられない，ということである．健康で正常に機能している人の多くも，時として「異常な」体験をするものである．たとえば，そばには誰もいないのに声が話しかけくる体験をした人はたくさんいる〈7〉．また，3人に1人くらいの人が，妄想的と思われるようなことを信じていると提言する研究もある．「妄想は，正常と言えるほどにごくありふれたもの」なのである〈8〉．

　「精神病的」な体験をする人々のうち，50人に1人ほどが，医師によっ

て，統合失調症の診断を下す基準に当てはまると分類される⟨9⟩。知覚や睡眠がはく奪されたような極端な状況では，それまで決してそのような体験をしたことのない人々も，妄想や幻覚を含む，さまざまな混乱を引き起こすことがある⟨10⟩。また，声を聞いたり幻を見たりすることで，霊的な深みを得たと考える人々もいる⟨11⟩⟨12⟩⟨13⟩。このような体験の異なる文化における解釈には，驚くべき多様性が存在する。たとえば，文化やそのサブカルチャー次第で，ある種の体験を，精神疾患の兆候であると見なすか，あるいは正常（宗教的，または霊的な信条など）であると見なすか，また場合によっては，霊的な天賦の才（シャーマンなど）であると見なすか，などと大きく異なってくるのである⟨14⟩。このような所見が示唆することは，精神病的な体験を，非常な苦悩と無力感をもたらすものとして感じる人がいる一方で，それを有益で人生を向上させるものと見なす人もいるということである⟨15⟩。当然ながら，多くの人々にとってそれは，同時的に，あるいは交互に生じる，両側面を持つものなのである。すなわち，「物騒な贈り物」であるといえよう⟨16⟩。

　精神病的な体験がありふれたものであり，「正常」なものから次第に変化していくものであるという所見に加えて，それらが疾患の一部と理解されるべきものかどうかに関連する第三の課題は，「診断」についてのものである。診断のシステムを利用して心理的な問題を分類しようとする試みは，次の3つの領域に関連する。まず信頼性（診断名にどれだけの臨床家が同意できるか），次に妥当性（共通の原因を持つ実際の「もの」にどれだけ当てはまるか），そして実用性（その名称は役立つのか，誰のためのものか）である。

精神疾患の診断には信頼性があるだろうか
——すべての医師がその診断名に同意できるのだろうか

　信頼性とは，異なる臨床家が所定のケースについての診断に同意できる度合いを示す。近年，使用する診断名を増やし，ある特定の診断名を使用するにあたって基準となるチェック数を増加させることによって，

診断マニュアル（DSM-5*¹）〈17〉の統合失調症の診断基準
すべての基準（A～E）がすべて適合すること
（用語の解説は下記を参照のこと）

A. 特徴的症状：以下のうち2つ（またはそれ以上），おのおのが1ヶ月間（または治療が成功した際はより短い期間）ほとんどいつも存在する。これらのうち少なくとも1つは（1）か（2）か（3）である。
 1. 妄想
 2. 幻覚
 3. まとまりのない発語
 4. ひどくまとまりのない，または緊張病*²の行動
 5. 陰性症状（すなわち感情の平板化，意欲欠如*³）

B. 社会的または職業的機能の低下：障害の始まり以降の期間の大部分で，仕事，対人関係，自己管理などの面で1つ以上の機能が病前に獲得していた水準より著しく低下している（または小児期や青年期の発症の場合，期待される対人的，学業的，職業的水準にまで達しない）。

C. 期間：障害の持続的な徴候が少なくとも6ヶ月間存在する。この6ヶ月の期間には，基準Aを満たす各症状（すなわち，活動期の症状）は少なくとも1ヶ月（または治療が成功した場合はより短い期間）存在しなければならないが，前駆期*⁴または残遺期の症状の存在する期間を含んでもよい。これらの前駆期または残遺期の期間では，障害の徴候は陰性症状のみか，もしくは基準Aにあげられた症状の2つまたはそれ以上が弱められた形（例：奇妙な信念，異常な知覚体験）で表されることがある。

D. 他の障害の除外：統合失調感情障害と「抑うつ障害または双極性障害の精神病性の特徴を伴う」が以下の理由で除外されていること。
 (1) 活動期の症状と同時に，抑うつエピソード，躁病のエピソードが発症していない。
 (2) 活動期の症状中に気分のエピソードが発症していた場合，その持続期間の合計は，疾病の活動期および残遺期の持続期間の合計の半分に満たない。

E. 物質や一般身体疾患の除外：その障害は，物質（例：乱用薬物，医薬品）または他の医学的疾患の生理学的作用によるものではない。

F. 病歴：自閉スペクトラム症や小児期発症のコミュニケーション症の既往歴があれば，統合失調症の追加診断は，顕著な幻覚や妄想が，その他の統合失調症の診断の必須症状に加え，少なくとも1ヶ月（または，治療が成功した場合はより短い）存在する場合にのみ与えられる。

【用語】
*1　DSM（米国精神医学会による精神疾患の診断・統計マニュアル）は，米国のマニュアルであり，ICD（疾病及び関連保健問題の国際統計分類）は，WHO（世界保健機関）のマニュアルである。両方共広く用いられている。
*2　緊張病性とは，まったく動きがなく，反応もない状態のことである。
*3　意欲欠如とは，動機がなくなった状態のことである。
*4　前駆期は，より顕著な問題に先行して現れる比較的深刻ではない問題のことを示す。

信頼度を高めようとする試みがなされた。たとえば，次に挙げるのは統合失調症の診断を下す際に用いられるマニュアルの診断基準である。

このような試みにもかかわらず，少なくとも公的なマニュアルを詳細に参照せずに下されるような，日常の臨床クリニックにおける多くの診断は，信頼性の低いままに置かれている〈18〉。

臨床家は診断する際に自分の「好み」を持っている傾向があり，メンタルヘルスサービスを利用する人々は，そこでさまざまな診断を下されるのである。調査によれば，その診断の使用法は医師によって，病院によって，また国によって異なる。診断基準を用いるための特別な訓練を受けた臨床家さえ，広範な診断基準については，その時点において50％ほどの同意が得られるのみである〈19〉〈20〉。

　私には，ありとあらゆる診断名がつけられました。特定不能摂食障害，大うつ病性障害，境界性人格障害，統合失調感情障害，そして最後に統合失調症。この最後のが私を完全に打ちのめしました。一生，脳の病気を抱えて生きるのだったら，それと戦ってもまったく意味がないじゃありませんか。
　　　　　　　　　　　　　　　　　　　　　　　　サリー・エドワーズ

　精神科の主治医はいろいろな診断名をくれました。その医者は，私の疾患は専門家が「統合失調症」と呼ぶものだ，と言いました。でも私の母は，ちょうどカウンセラーとしての訓練を終えたところで，その名称の悪影響を理解していたので，それが私の診断名となって，私の将来に影響を与えるかもしれないことを心配しました。そこで専門家に再考するように頼み，それで双極性障害という診断をもらいました。後でこの診断は，社会的に少しだけ（常にとは言えませんが）不利ではない診断名であることを知りました。もし母が公的機関に異議を申し立てることをためらったり，流暢な英語を話さなかったりしたら，専門家は診断名を再考してくれたでしょうか。きっとしなかったでしょうね。
　　　　　　　　　　　　　　　　　　　　　　　　ラザ・グリフィス〈21〉

メンタルヘルスの診断には意味があるのか
何か実際の「もの」を示しているのか

> 名称を持つものは実体であり存在物であり，それ独自の存在を持つものであると信じる傾向は常に強い。そして，その名称に対応する実在が見つからない場合，そこには何も存在していないのだが，それは何か特別に難解で神秘的なものなのだ，と想像をめぐらしてきたのだ。
>
> ジョン・スチュアート・ミル（1869）[22]

● **何かに名称を与えることが，それを実物にするわけではない**

　声を聞くような体験は，本人にとって現実の体験であり，深刻な苦悩となり得る。しかし，このことが，その体験が実際の，たとえば統合失調症のような「疾病」の症状であるとは限らない。何かに名称をつけ，その定義を明確にしたとしても，それが必ずしも現実に存在するものであるというわけではない。大多数の人は，たとえばユニコーン（一角獣）とは何か，に同意するだろうが，それは実在する動物ではなく架空の動物である。ここで問題となるのは，名称のついた存在は「実在のもの」，という誤解を招く印象を与えることである。精神科医のジム・ヴァン・ウースは次のように述べている。「究極的には意味をなさないが複雑なギリシャ語の用語（訳注：統合失調症（schizophrenia）の語源はギリシャ語の「分裂（skhizein）」と「心（phrēn）」）は，統合失調症が実在の『もの』，すなわち自然界に存在する『脳の疾病』であることを示唆する。これは誤った見解である」[23]。ある名称が，現実世界における意味のある実体と，どの程度対応するのかを，時に「妥当性」と呼ぶ。アメリカ合衆国の国立メンタルヘルス研究所の所長であるトマス・インセル医師は，現行の，診断名に基づくアプローチに批判的である。「患者はもっとまともな扱いを受けるべきだ。弱点は『妥当性』の欠如にある」[24]。さて，ここで明確にしておこう。苦悩の体験は実在のものである。しかし，その原因として「統合失調症」という疾病が存在する，という説明は真実ではないかもしれないのだ。

● **診断名ではわからないもの**

　私たちは普通，医学的な診断名が，その問題を引き起こした原因，将来の予想（「予後」），また何が助けとなるか，などについて何かを示唆してくれるものと期待する。しかし，メンタルヘルスにおける「診断」は，そのようなものではない。それは説明というよりも，人々が臨床家に何を語ったかを元に，体験を分類する方法でしかない。米国精神医学会（APA）の診断マニュアル（DSM）において，その分類法は原因について何も言及していない，文字通りに言えば，「原因論の理論に関しては中立である」ことを明確に記載している〈25〉。例を挙げると，声を聞く体験があると語る人は「統合失調症」という診断を受けるかもしれない。しかし，これは原因については何も示唆していないので，その人が「統合失調症」のせいで声を聞くのだ，ということにはならない。物理療法医学における類似点を参照すると，「特発性疼痛」という名称は，その患者が痛みを訴えているが，その原因が何か特定できない，ということを意味するだけであるのと同様である。「予後」に関しては，以下で示していくように，その後の状態は非常に多彩である。何が助けになるかについては，さまざまな診断に対して同じ薬や心理療法が処方されるが，同じ診断名をもらった2人がまったく異なる治療を有益だと感じることが多くある。このことは，診断名が「真正な区別」を示すものでも，人々の差違を表すものでもないこと，すなわち「うまく切り分けるもの」ではないということを示唆している〈26〉。

● **体験は連続体上にあり，整然とした分類には当てはまらない**

　さらに関連する所見は，今述べた点にある。すなわち，多くの人々が声を聞いたり，他の人からすれば異様に感じられる信条を持っていても，その人たちに診断が下されるわけでもなく，また基準に適合してもいない〈27〉。従来の見方によれば，これまで述べたように，疾病（精神病や統合失調症とよばれる「もの」）を有する人もおり，そうでない人もいるということになるが，より有益で正確な見方としては，多分体験を連続体上（スケールの両端を結ぶ直線上）に位置づけることであろう。そ

のような体験をごく稀にしかしない人，またはその体験が有益だと感じる人は，この連続体の一方の端に位置づけられるだろう。反対の端にいるのは，継続的で強烈な，苦悩に満ちた体験をする人々である。その中には相当な助けや援助を必要とする人々や，自分は病気だと考える人々も含まれる。この連続体を用いたアプローチが，「研究領域基準（RDoC: Research Domain Criteria）」⟨28⟩という研究目的で問題を分類するための，近年の主導的な見方の根底にあるものだ。この試みは，たとえば，どれだけ早く感情的に高ぶったり，静まったりするかの問題の度合いに影響するような，さまざまな連続体の上の事柄を計測することを基盤として，新しい分類のシステムを作り出そうとするものだ。

● **絶え間なく拡張する精神科診断**

精神疾患の診断リストは時と共に拡張し続け，そのリストは今やありとあらゆることを網羅しているので，誰もが何らかの基準に当てはまるに違いないと論じる人もいる。これが，最新の精神疾患の分類と診断の手引（DSM-5）が論議を巻き起こしている理由の1つである⟨29⟩。

● **「臨床家の錯覚」が統合失調症を生み出したのか**

統合失調症と呼ばれる疾病という考えは，臨床家がいわゆる「ベルクソンの偏見」⟨30⟩⟨31⟩という現象を体験した結果ではないか，というエビデンスが累積している。これは言い換えれば，実際には2つのことが独立して，人がメンタルヘルスサービスに助けを求める頻度に影響を及ぼしているのだが，この2つのことには関連があると断定することである。たとえば，大多数の人々は次のようなことの1つ，ないし2つを体験する。自分の面倒を見るのが困難になること，絶望的な思いを抱くこと，混乱したり狼狽したりすること，声を聞くこと，疑い深くなったり妄想を抱くこと，などである。これまでの臨床家の考えに反して，これらの体験には関連がないことを示すエビデンスが増加している⟨32⟩。これらの問題を1つか2つぐらいしか体験しない人々は，サービスに助けを求めそうにはない。これらをいくつか複数体験し，しかも激しい度

合いで体験する人々だけが，サービスに助けを求めることになり，診断を下される傾向にある⟨33⟩⟨34⟩。これが，いわゆる「臨床家の錯覚」⟨35⟩と呼ばれるものの根底に潜んでいるものである。それはすなわち，声を聞くといった種類の体験をする人々は，その他にも苦悩に満ちた，継続的な問題を持つ傾向にあると見なすことである。

疾病と見なすことについての利点と不利点

　ここまで，「疾病」であるとする見方は必ずしも科学的な思考法と一致していないことを提起してきた。これが声を聞くような体験を理解する上での唯一の方策ではなく，その１つに過ぎないことは明らかである。それでは，次の疑問は何であろうか？　それは，この方策が最も有益なものか，ということである。

　疾病と見なすことにはいくつかの利点がある。そうすることによって難しい事柄や，支援を提供する際の枠組みについて話し合うことができる。つまり，病気による欠勤への対応や必要な手当て，支援の方法などである。サービスを企画提供したり予防策を考案する立場の人々にとって，診断名はどのようなグループに注目し，どこで，いつ問題が発生しやすいか，どのようなことが役に立つか，を話し合う方法を提供する。またそれは，現在ヘルスサービスにおける予算配分の決定にも利用されている。自分が体験していることは，決して自分だけの問題ではないということを確かめる意味で，診断を歓迎する人々もいる⟨36⟩。もし自分たちが病気であるとされなかったとしたら，家族や周囲の人々は問題を抱える自分たちを責め，そこから抜け出す意志や決意に欠けていると見るのではないか，と心配する人々もいる。これは，以下に述べるように，「非難されるか，それとも病気になるか」のジレンマと呼ばれている⟨37⟩。

診断を有益と感じ，自分には疾病があると考える人々

私は自分の病気には名前がついていたほうがいいです。それなら寂しい思いをしなくて済むし，他の人も同じような惨めさを体験しているとわかるからです。他の人も自分と同じ病気を持ちながら，それでも意味のある生活をしているからです。でも，病人の役柄を引き受けてしまわないように，気をつけなくてはいけません。そうしたら，完全にあきらめてしまうだろうとわかっているからです。

カリン・フォーク〈38〉

誰かから「あなたは病気です」と言われたとき，すぐにそれを拒否して，完全にはねつけるのは簡単です。でも，この拒絶はすごく危険なことです。最初の6年は，中ぶらりんの状態にあったと思います。自分の病気を認めることが転機になりました。回復への第一歩でした。病気の拒絶というのは自然な反応で，とてもつらい現実に対する正常な防衛反応だということは，理解しておかなくてはなりません。社会は，精神疾患についてよく知らないし，つきまとうスティグマにはすごく威力があります。僕にとって，拒絶は正常でいるための対応策でした。それがブレークダウンの最初の衝撃に対応する方法だったんです。受け入れないことに伴う厄介なことは，治療も拒否する，ということなんです。薬の服用に抵抗し，監禁に抵抗して反逆を起こし，もっとひどいことに，助けようとしてくれる人に刃向かいました。こんな行動はどこにも行き着かないし，状況を悪くするだけでした。治療を受け入れることで，適正な薬を前向きに探し求め，援助を手に入れ，僕の人生は好転しました。受け入れることをしなければ，何も悪くないんだという妄想に捕らわれたままになります。多くの人がそこで立ち往生しているのを見てきました。そこはひどい場所ですよ。

テリー・ボイヤー〈39〉

病気と呼ばれるものになる時があります。正常に機能できず，すごく異常なことを体験したり，すごく異様な反応をしたりすることです。ただ問題は…，病気という考え方に私たちが結びつけるものにあるのです。もし病気の概念が，感情や霊的な事柄や思考方法，そして意味

> を作り出す能力までを含めて，生物学的なものから拡張することができれば，もっと多くのことを提供できる心身一体的なアプローチを手にすることができるでしょう。
> 　　　　　　　　　　　　　　　　　　　　　ローラ・リー（寄稿者）

　しかし一方では，疾病という考え方が役に立たないこともあり得る。精神疾患という考えは，概して善より悪をなす，と考える人々がいる。精神病の診断を受けた人々との面談を通して，社会の中で「精神病患者」あるいは「統合失調症患者」というラベルを貼られた，と多くの人が感じていることがわかった。診断が人々から力を奪い，社会の主流からはじき出されたと感じたのである〈40〉。同様に，ある調査では，多くの人が，元々の問題よりも，精神疾患があると見られることのほうが大きな苦悩の原因になるという結論を導き出している〈41〉。精神疾患を患う人々は避けられたり，荒々しく扱われたり，差別に晒されることがある〈42〉。例を挙げると，仕事に就くことが回復には非常に大切だが，精神疾患の診断を下されたことがわかると，雇用者は仕事を提供することを差し控えてしまう〈43〉。そのため「精神病」の診断を下された人の失業率は非常に高いものとなっている〈44〉。入手できるエビデンスを再評価すると〈45〉，この種の苦悩を「他の病気と同じような病気」と見なすことは，実際に偏見や差別を増加させることが明らかになった〈46〉。著者の中には，問題を疾病として提示することは，それらを不可思議な予測できないことであるように思わせ，それらを体験する人々が，「ほとんど別人種」であるかのような効果を生んでしまう，と述べる人もいる〈47〉。

　診断を下されることは，絶望感を感じたり，自信を失うことにつながるような，否定的な心理的影響を与える可能性がある。診断は，問題に対して「薬を飲み続ける」以外，ほとんど何もできない，というメッセージを伝えてしまうかもしれない。そして，体験がその人に対して持っている意味合いであるとか，前向きな側面から焦点をそらしてしまうのである〈48〉。また，回復する方法が別の形で扱うことができるかもしれない，根本的な社会的・感情的問題からも焦点を移してしまうのである。たとえば，貧困，差別，幼児期の虐待，あるいは暴行などである〈49〉。重要

な点は，診断名が人の体験の本質や原因を要約しているかのように見えることが，問題の根底にある出来事や感情を取り扱い，本人を支援することから，専門家を遠ざけてしまうことである。

「診断」は有益ではなく，疾病を持っているとは考えない人々

何年もの間，私は医学的なモデルを理解の枠組みとして受け入れてきました。でも次第に，この枠組みの欠点を理解するようになりました。これまで読んだものによると，このモデルは科学的に有効ではないかもしれないことがわかりました。苦悩を疾病として強調することは，身体的な治療（投薬やECTなど）に頼ることを奨励するだけでなく，私の危機的な状態の中身や意味合いに対する考察を一方的に押しのけてしまうからです（訳注：Electro Convulsive Therapy：電気けいれん療法）。自分が慢性で治療不能の疾病を持っていると考えさせられることによって，私から力と主体性を奪い取り，負の領域に閉じ込めてしまったのです。サービスを受けるようになって最初の10年が過ぎたころには，はじめは安心させてくれた医学的モデルは，だんだん不満足に感じるようになり，私の内面や外面の生活の複雑さを包み込むことも，それに積極的な価値を与えることもできないもののように見えてきました。結果的に，もっと自分のニーズに合った枠組みを積極的に探し始めたんです。　　　　　　　　　　　　ピーター・キャンベル〈50〉

私は病気だと言われました…そして，すごく非人間的で貶めるような変容を経験し始めました。つまり，「私という人間」であることから「統合失調症患者」になっていったんです。　　　　パット・ディーガン〈51〉

私が批判に対して敏感なのはきっと，診断を下されたことがぶん殴られたようなことだったからです。あなたの肝臓は別に悪くありませんが，あなたはどこか変だ，と言っているようだったからです。　匿名〈52〉

苦悩の名称を知ってほっとするという時点を過ぎると，その名称は苦しみの軽減にはなりません。その名称は専門家にとっても本人にとっても，いったい何が起こっているのかを知るには役に立たないし，何

が助けになるかにもつながらないのです。自分の体験を認めてそれを解釈するための言葉を探すことをやめさせてしまうし、そのレッテルを貼られた人間は劣って力量のないものと見られます。治療とレッテルによって、依存した無力な存在になってしまうんです。

ルイーズ・ペンブルック〈53〉

もう一生涯続くレッテルを貼られてしまいました…統合失調症患者は二流市民ですよ…もう僕に将来はありませんね。　　　　　　　ヘンリー〈54〉

診断名から離れるよう促す近年の勧告

　診断名の問題点を考慮して、研究者や臨床家の多くは診断名を使用しなくなっており、近年注目される調査結果は以下のような勧告をしている〈55〉〈56〉。

　統合失調症審議会は、エビデンスを広範囲にわたって再調査した結果、その会の名称にもかかわらず、「スティグマ（烙印）を押し、根拠のない悲観論を生み出す可能性があるため、統合失調症の診断を下すときには細心の注意を払って行うこと」を推奨している〈57〉。「統合失調症という名称に対する調査は継続している」〈58〉。

　英国心理学会（BPS）は、「クライアントや一般市民は、自らの体験への自然な反応が、継続的に医療対象となることによる否定的な影響を被っている。このような反応は、例外なく痛ましい結果を伴うものだが、それは正常で個人的な変動の範囲であり、疾病の状況を反映するものとは言えない。このことは、問題の関係的文脈や、多くの問題が有する明白な社会的原因を見逃すことにつながる」と述べている〈59〉。英国心理学会・臨床心理学部門は、現行の精神科診断のシステムであるDSM-5とICD-10を明白に批判している〈60〉〈61〉。それによると、「これらの診断名が描写している体験に関して、『疾病モデル』に基づくのではなく、概念体系に向かうパラダイムシフト」を起こす必要を提起している〈62〉。

この問題提起は幅広い支持者を生み出し，「診断の選択肢をめぐる世界サミット（Global Summit on Diagnostic Alternatives）」が発足した〈63〉。英国心理学会では臨床実践の中で，1つの選択肢を提案している。それは「協働的フォーミュレーション（collaborative formulation）」と呼ばれるアプローチで〈64〉，本報告書の第8章で述べる。このフォーミュレーションは，ある人の人生における出来事や関係性，あるいは社会的な状況と，その人の現在の体験や苦悩を探索するものである。困難を体験している人は専門家と協働して，仮説，あるいはできる限りの推測を発展させていく。そしてそれらが，先へ進む基盤を提供するのである〈65〉。診断とは異なり，フォーミュレーションは，その苦悩がどれほど極端で，不自然で計り知れないものであったとしても，「何らかのレベルで，つじつまの合っているもの」なのである〈66〉。

　このフォーミュレーションは，前に挙げた「非難されるか，それとも病気になるか」のジレンマに対する返答となる。それは人々が責められることなく，そしてその問題は「すべて心の中にある」とほのめかすことなく，問題を理解することになるのである。これから論じていくように，苦悩には非常に多くの要素が寄与しており，何ひとつとして単一の原因しかない，ということはあり得ない。人それぞれの問題とその原因は皆異なっているのである。ここで貧困を喩えに出すとわかりやすいであろう。さまざまな人が，あらゆる原因で金銭的な問題に直面する。その際に，貧困という「疾病」の診断を下すことはない。その一つひとつのケースについて同じ原因があるとは仮定されないし，金銭的な問題を持つ人がすべて責められるべきだとは思わないであろう。それぞれのケースは異なり，その一つひとつが深刻な問題であり，理解し対応しなくてはいけないが，「診断」や非難はふさわしくないのである。

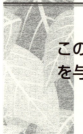

第4章

このような体験は人々の人生にどのような影響を与えるのか

キーポイント

▶ 人々の体験には，非常に幅広いばらつきがある。このような体験を苦痛に感じる人がいる一方で，比較的悩まされていない人もおり，またあえて好ましいものと感じている人もいる。

▶ 苦痛に感じ，無力感に陥るような体験を長年にわたって継続する人もいる一方，多くの人は人生の中で一度だけ，格別のストレスを感じた際に，精神病的な体験をするものだ。

▶ 人々は，声を聞いたり，普通とはいえない信念を持っていたりするにもかかわらず，幸せで，成功した人生をおくる可能性がある。「精神病」になりやすい傾向は，時として特定の才能や能力に関連するものである。

▶ このような体験を有する人々が暴力的になりがちであるというのは，俗説でしかない。

▶ このような体験が人々に与える影響についてのばらつきは，「症状」を軽減するのみならず，人の健全性のあらゆる側面に取り組むことが，メンタルヘルスサービスにとって極めて重要であることを示唆している。

結果をめぐるばらつき

これまで述べたように，声を聞いたり幻想を見たりする人々の多く，およそ3人のうち2人は，それを苦痛とは捉えておらず，メンタルヘルスサービスも求めていない〈1〉。体験を苦悩と感じて，サービスに支援を求めてくる人に関しても，一般に考えられるより，その後の経過はずっと良好である。ほぼ半数の人がそのような問題を体験するのは一

度だけであり，その後完全に回復している。少数の人だけが継続的な困難を体験する⟨2⟩。当然ながら，このような人々に長期的で制約のない，質の高い支援を提供することが極めて重要となる。またその結果は，国によって差がある⟨3⟩。最近の調査結果は，「統合失調症が進行性の脳の疾病であるという考えは，長期にわたる神経画像検査や認知研究の考察からも裏づけされているとは言えない。また，脳の疾病とする視点は，メンタルヘルスの専門家の間に過度の悲観論が広まるのを助長した」⟨4⟩と述べている。

> 私は専門性のある職種に就いていて，週4日働いています。持ち家がありますし，パートナーもいて，ペットと幸せに暮らしています。時折，声を聞くことがあります。たとえば，ストレスが特に強かったり疲れているときです。死別の後には幻想を見たこともありました。声を聞きながらも健全な生活を送る人がいることや，文化によってはこのような体験を特別の才能と見なすということを知っているのは，一大悲劇やブレークダウンの前兆だなどと気に病むことのないよう，私を支えてくれます。自分の体験が，他の人のもののように動揺させるものではないことは幸いですが，もし誰かがそれは狂気だと言ったら，私は悪循環にはまり込んで抜け出せないだろうと思います。　　　サラ

どの結果が問題となるのか

> 回復とは，意味のある，納得できる生活を作り上げることだ。これらの人々が述べているように，継続的で繰り返し起こる症状や問題があろうとなかろうと，である。
> 　　　ジェフ・シェパード，ジェッド・ボードマン＆マイク・スレード⟨5⟩

結果とは，複雑な現象である。それぞれがお互いに比較的独立しているいくつもの次元において，人によっては物事は好転するし，困難なま

ま停滞することもある⟨6⟩。例としては次のようなものが挙げられるだろう。

- 「臨床的な」結果：特有の困難な体験や症状が持続するのかどうか。
- 「個人的な」結果：どの程度自身の体験を，他の人々が敬意を払えるような形で意味づけ，体験を自分の生活に組み込む方法を見つけることができるか。どの程度苦悩を減少させ，自分の生活に満足感を感じることができるか。
- 「社会的な」結果：どの程度，社会における自分の役割や，住居，収入，人間関係などの価値を評価することができるか。

深刻で苦痛に満ちた体験を継続的にする人々も，職業や人間関係のような他の側面においては，幸福で満足できる生活を送っているかもしれないのである。大多数の人々は，回復に際して，偏見や差別，期待度が低いということ，「病人という役割」⟨7⟩に就くという圧力などを乗り越えるのが，最も難しいと感じている。

重要な結果とは，本人が一番意義深いと感じるものである。「回復する」ことの意味は人によって異なる。体験の回数や深刻度が軽減するのを一番重要と考える人もいる一方，その他のこと，たとえば人間関係，自信，自尊心，仕事や行動範囲の拡大，日常生活の安定や物質的な快適さ，身体の健康⟨8⟩や将来の希望，目的意識などを重要と考える人もいる⟨9⟩。結果を推し量るときに，「症状」の減少だけではなく，その他の側面からの尺度が含まれていることが重要になる⟨10⟩⟨11⟩。

結果に影響を与えるもの

回復と福利のためには，次の5つの過程が特に重要であるように思われる。これらは，①本人と外界とのつながり（支えとなる人間関係，霊的存在），②希望，③患者という存在を越える積極的なアイデンティティ，

④意味のある生活を見出すこと，さらに⑤自己啓発，すなわち何が助けとなるかを学習し，自分で管理し，適切な機会を入手すること，である⟨12⟩⟨13⟩。

精神科医について

私がどうだったのかについて語る。
仕事に応募したこと。
自分のアート。
自分の睡眠とうつ。
安定して仕事ができないこと。
先生は聞いてくれて，質問をし，コメントしてくれる。
治療について偏見がない。
精神医学は厳密な科学ではない。
新しい考え。
新しい選択肢が拒否されない。
先生が何かを見逃したことを認めてくれる。
立場を見つけ出すこと。
先生は希望を支えてくれる。　　　　　　　　R・リリー⟨14⟩

　回復率は，仕事に就いている時期のほうが経済的な後退の時期に比べて良好である⟨15⟩。仕事が見つかる人のほうが経過は良好で⟨16⟩，特に，その仕事を自分で管理できる場合や，自分の技術の価値が他の人から認められている場合においてである⟨17⟩⟨18⟩。さらに，その国全体の豊かさにかかわらず，貧富の差が大きい国では，メンタルヘルスの問題が増加する⟨19⟩。このことはまた，他の人に価値を認めてもらえること，周囲の人々と同じだと感じることができ，またそのように扱われ，自分の生活を管理できると感じられることが重要であることを示している⟨20⟩。
　自分を支えてくれる人間関係を持つ人々のほうが，支援度が低く，ストレスの感じられる関係にある人々より向上する⟨21⟩⟨22⟩。ことに，パートナーや家族が非常に批判的であったり，過保護であったりする場合には，回復は思わしくない⟨23⟩。

サムの物語

サム（女性）は，10代の時にレイプされ，声によって苦しめられる体験をしました。それに対して，禁止されている薬物を使うことで対応しました。サムが自分をレイプした男を殴打したことから，支援サービスに連絡がいきました。サムは他の人の回復の物語を読み，自身の体験を理解して，自分の生活を管理し始めることに希望を見出しました。彼女と周りの人々は，彼女の回復を信じて，彼女の強さに注目したのです。そして，見つかった雇用の機会を利用することができました。サムは，自分の回復の旅路を知ることによって，他の人々が希望や進展を得ることができるように，自分自身の物語を書いたのです。彼女の旅は今も続いていますが，この10年間，投薬もメンタルヘルスサービスも受けていません。

　それはひどいものでした。私には問題があったし，長い過去がありました。私は6か所の異なった場所に，12年間入院していました。17歳の時からです。私は，さまざまな診断名をもらいました。人格障害，妄想症，統合失調症などです。私は薬漬けになりました。二度と外には出られないだろうと言われたものです。私の回復は，「アサーティブ活動」に連絡を取り，心理学者と話すことから始まりました。とてもたいへんなことで，時にはおそろしいことでした。私がしなくてはならなかったのは，ちゃんと座って，頭の中で起こっていることの意味を探すことでした。それからは，ほとんど病院には行っていません。私には仕事があります。仕事があるのはとても役に立ちます。自分にはそれができる，という自信を私に与えてくれるのです。　　　　サム

精神病が暴力を引き起こすという俗説

　メディアが作り上げる固定観念に反して，実際には妄想や声を聞く体験をする人々が，他の人を傷つけるということはほとんどない。精神疾病の診断を受けた人が暴力的な犯罪を犯すという例は，そのような診断を下されたことのない人々よりほんの少しだけ多く見受けられる，という程度である。しかも，この差はごく僅かである。たとえば男性である

こと，年令が低いこと，酒を飲んでいること，薬を使っていること，過去に暴力的な行為に及んだことなどに関係して増加するリスクと比べると，かなり小さいのである〈24〉。さらにまた，このほんの僅かな表面的な差も，以前に暴力をふるった人々は当局に通報され，そのために査定されて診断を受けることになった，という経過のせいであるかもしれない。大半の暴力は，メンタルヘルスサービスとは関連のなかった人々によって行われ，メンタルヘルスの利用者の大多数は一度も暴力をふるったことがない〈25〉〈26〉。メンタルヘルスサービスの利用者で暴力をふるうケースにおいては，暴力と結びつく通常の危険要素，たとえば性差，アルコールや薬物の服用，過去の暴力的行為などが，メンタルヘルスにおける問題点よりももっと重要な要素であるのが一般的である。さらに言えば，統合失調症のような特定の診断が，将来の危険を示唆することはない〈27〉。人々が診断と暴力を結びつけてしまう理由は，メディアがメンタルヘルスについて否定的で型にはまった報道をする結果であろうと考えられる〈28〉。ある調査によれば，メディアのメンタルヘルスをめぐる報道では，殺人と犯罪が最も頻繁なテーマであることが明らかになっている〈29〉。映画やテレビドラマなども，メンタルヘルスの問題を抱える人が，暴力的で予測できない行動をとるかのように描き出す場合が多い〈30〉〈31〉。

実際には，人々が恐れたり偏見を持ってしまったために，メンタルヘルスサービスの利用者が暴力の被害者となることのほうが，一般の人々が被害者となることよりもずっと多いことなのである〈32〉。

俗説と恐怖

診断名は助けになりません。サイコですよ…人々が聞く唯一の言葉です…診断を受けたとき，自分はサイコなんだ，と思ったんです。狂人，変人，変質者。誰かを殺したり，狂ったことをする人間のことと考えるでしょう。全然間違っていると思いました。自分で考えていたより，ずっとひどい病気なんだと思ったんです。

匿名

何らかの解放運動が起こって，権利を獲得しようとするのは当然だと思いますよ。黒人の犯罪者が起こしたことについて黒人全体を責めるような時代はもう過ぎたんだ，というような人もいるけど，ほんの僅かの暴力について，精神的に病む人たち全体をまだ罰しているじゃないですか。「ユダヤ野郎」とか「黒んぼ野郎」とかはもう言ってはいけないけど，「サイコ」というのは今でも言うじゃないですか。まだ他の人たちが皆，狂人とか変人とかの考えにこだわっている間は，このことが続くんですよ。狂人たちは，まだ精神病院を占拠してはいないけど，声は挙げ始めていますよね。　　　　ジョナサン・フリーランド〈33〉

第2部

原　因

なぜ多くの人がこのような体験をし，
その時点でそれが苦痛に満ちたものとなるのか

第2部の序論

　人間の他の特徴と同様に，どのような原因が「精神病的な」体験を持つ傾向を作り出すのかについては，今なお論議されている。人生における出来事や環境，遺伝的な傾向やその人の持つ世界観，出来事を解釈する見方など，すべてが影響している。ここで，人間の複雑な思考や感情を引き起こす「原因」は，化学反応などの単純な事柄に対する「原因」とは異なるという点を理解しておくべきであろう。どう考察するかについては，慎重である必要がある。

　ことに，そこに共通点が存在したとしても，異なる人々には異なる原因の組み合わせを考慮することが適切であろうし，またそれらは互いに作用しているのである。そこには誰にも当てはまる説明は存在しない。異なる人々が，異なる理由によって，このような体験をするのである。自分が精神病を体験したと考える人々は，その困難の性質や原因について，異なる考え方を持っている〈1〉。ある人の困難を引き起こした要素の組み合わせを確実に知ることは，如何なる専門家にもできることではなく，本人の見方を尊重することが重要となる。

　精神病的な体験の原因として考えられるものは，実に広範囲にわたることが示唆されている〈2〉。あらゆる思考は脳の働きを基盤とし，また同時に人間的な体験であるため，原因を異なるタイプに分けるのは不可能である。そのため原因ではなく，「説明の側面」という考察法を採ることが有益となろう。例を挙げると，思考を，脳内の化学反応（どの化学要素が働くのか），または心理（異なった気分のときに異なった「思考スタイル」を使用するのか），あるいは社会的文脈（その思考を反応として作り出すものは何か）という観点から見ることができる。ある説明はこのような側面を結び付けるかもしれないが，その1つが他のものを引き起こす原因とはならない。つまり，テレビの配線が「イーストエンダーズ」（訳注：イギリスの長寿テレビドラマ）の筋書きの原因とはなり得ないのと同じことである（訳注：テレビの配線を脳内神経系に例えている。つまり，脳神経系を追っていったところで，その人が語る物語の筋書きが予測できるわけではないということ）。人々がなぜ何時間もテレビのちらつく画面を見つめ続けるのかを探るには，私たちは実に多岐に及ぶ事柄を理解しなければならないのである。

　これまでは，精神疾患の原因の研究は，主に遺伝と脳の組織，およびその機能の解明に焦点当てられてきた。さらに心理学者たちは，人々が情報を解釈する方法とその「考え方のスタイル」にも注目してきた。近年では，この両方の要素が，人々の生活環境とそこで起こる出来事に，どのように関連しているかに研究の焦点が当てられている。過去15年ほどの間に，はく奪やトラウマなどのような人生での出来事が人々に果たす役割について，多くのことが明らかになってきた。不安やうつのような問題とともに，精神病的な体験の原因は，人々の人生に起こる出来事，そしてそれが人々にどのような影響を与えるか，にあるように考えられるのである。

第5章

生物学
——私たちの脳

キーポイント

▶ 人のあらゆる体験は，生物的，心理的，そして社会的側面を有する。声を聞いたり，普通ではない信条を持つような体験は，生活環境，私たちが世界を見る見方，出来事の解釈，そして，生物的な成り立ちとの間の，複雑な相互作用の結果なのである。

▶ それぞれの人にとって，異なるパターンの原因があり得る。体質的な要因が大きな役割を果たす人もいる一方，生活環境と人生における出来事が最大の要因になり得る人もいるのである。

▶ 私たちの体験の異なる要素の間には常に相互作用が働いている。そのため，どのような体験であろうと，ただ1つの原因を探そうとすることは意味がないだろう。

▶ 精神病的体験の根底にある，特定の生物的メカニズムについての確実なエビデンスは，今日に至るまで見つかっていない。

序 論

精神疾患には生物学的な原因がある，ということは広く推測されている。統合失調症が脳の疾病であるという考えを広めることは，製薬会社にとって都合のよいことである。イーライリリー社はそのウェブサイト上で，「統合失調症は脳における生化学的なアンバランスによって起こると考えられている神経障害である」と述べている⑴。なんの検証もされることなくメディアによってしばしば引用されているが，この視点は，今熱く議論されていることなのである⑵。人々の体験や心理，あるいは生物学的な成り立ちのすべてが役割を持ち，その上それぞれが相

互作用を持っているということが明らかになってきたため，近年，この見解は一層の批判に晒されている。原因の組み合わせというのは，個人によって異なる。いかなる専門家も，ある個人に向かって，その人の体験の原因が何であるかを確信を持って言うことはできないのである。生物学的な要素はそれなりの役割を果たす。たとえば，病気になったときや，ある種の薬を飲んだときに，精神病的な体験をする人がいるように，それが明らかに主要な原因であることもある。

　しかし，これまで実施されたあらゆる研究にもかかわらず，大多数の人々にとって，脳内の問題が精神病的体験の主原因であることと，統合失調症と呼ばれる脳の疾病が存在するということについて，まったくと言ってよいほどエビデンスは挙がっていない。脳内の多数の神経系や生化学系の通路が，声を聞くような体験に関連していることはありそうに思われる。しかし，これは人間の，他のすべての体験にとっても同様であろう。たとえば，私たちが嬉しいときや悲しいときには，脳内の化学物質の構成は異なる。「原因」は両方向から作用するものだ。脳内の化学物質の変化は，私たちの世界の見方に影響を与えるが，同様に，私たちの身に起こる事柄も脳の状態を変えることができる。苦痛となる体験には，生物学的要素があることに疑いの余地はないが，そのこと自体は，何が体験の原因であるのかを明らかにしてくれないし，それを脳の疾病と分類することの証明とはならないのである。

遺　伝

　声を聞いたり変わった信条を持ったりする傾向は，時として「家系による」ことがあり，その他の特徴や体験と同様に，遺伝的な要素が関連することがある。しかし，「統合失調症」における遺伝的要素に関する研究の方法論や結果は，専門誌上で深刻な論議の的となっている[3][4][5][6][7]。遺伝的要素と，成育史や生活環境などの環境要素（言い換えれば「生まれか，育ちか」）を完全に分離することは不可能なのである。

遺伝的要素の役割を研究する調査では，統合失調症の診断を下された一卵性双生児と二卵性双生児を比較したり，あるいは実子と養子を比較することが多い。さらに現在の研究では，「GWAS」⟨8⟩，あるいは「ゲノムワイド関連解析」と呼ばれる技術が利用される。この技術は，身体的な健康をめぐって，ある特定の疾病を持つ人と持たない人との遺伝的な差異をより確実に調査することに，最も頻繁に利用されている。

　このような調査の結果，ある種の精神疾患の診断を受ける人々によくあると見受けられる遺伝的な要素が明らかになった⟨9⟩。このような調査は時として，「精神疾患の遺伝学的基盤を明らかにする」大発見⟨10⟩⟨11⟩とメディアによって発表されたりする。しかし，このような主張には慎重な姿勢を取るべきであろう。このような研究が認めた遺伝的類似性とは，ある特定の「障害」と関連したものではなく，感情的になりがちであるとか集中力に問題が生じがちであるなどの，幅広い特徴に関連したものだからである。遺伝情報とはタンパク質を分析するもので，体験を解明するものではないことを忘れてはならない。それが重要な役割を果たしている場合もあるが，それはある特定の体験に影響を与えている，複雑に絡まる相互関係の，ほんの一部に過ぎない（最近のある研究によれば6％程度）⟨12⟩。このことは，時折「統合失調症は遺伝的な疾病である」とする主張とは大きく異なっている。

　過去において，研究者たちは原因となる遺伝子を探求してきたが，現在は遺伝子による危険因子はより不明確になっている。ある人が精神病を体験する可能性として，人生の中である特定の出来事に遭遇したときに，遺伝的な要素がそれを高めることがあるかもしない。たとえば，感受性の強い気性などがその例として考えられる。大半の状況では，感受性の強さは長所とされるが⟨13⟩，苦難や虐待，トラウマに晒されたような場合，他の条件が等しいところでは，感受性の強い人々が精神病的な体験をする可能性は高いかもしれない⟨14⟩。

　もう1つの新しく興味深い研究分野は，「エピジェネティクス」に関するものである。これは，私たちの遺伝的な仕組みが，人生に起こる出来事をめぐって，どのように「作動」し，「活発」になったり「不活発」

になったりするかを研究するものである。そのため，たとえば，ある特定のタンパク質を生産する役割を担う遺伝子が活発または不活発になることがあるとすれば，異なる環境下では，その遺伝子は，そのタンパク質を多量に，または少量にしか生産しないかもしれない。その遺伝子は確かに存在するのだが，環境によって活発であるかもしれないし，不活発であるかもしれないのである。

まとめてみると，ある人の体験を理解しようとする場合，遺伝子はそのジグソーパズルの一部を形成しているだけかもしれない。しかし，このジグソーパズルにおける遺伝的な要素は，多数の異なる体験に共通するものであり，さらに環境的な要因と相互作用関係にあるため，それを「唯一の原因」として選び出すことだけでなく，最も重要な原因の1つであるとして選び出すことさえ，意味を成さない。

神経化学的理論

精神疾患は，脳内における化学物質（神経伝達物質）のアンバランスによって引き起こされるということがよく提言される。この理論のエビデンスには薬物の影響を基盤としているものがある。第一に，多量の大麻を常用する人は精神疾患を起こす危険性が高いと言われているが[15]，薬物の影響と，人々がそもそも薬物に癒しを求めるようになる環境の影響とを分離するのは，容易なことではない。第二には，神経弛緩薬，すなわち声を聞いたりする体験を「和らげる」ための薬は，神経伝達物質にもまた影響を与えるものである。更なるエビデンスは脳撮像の調査によるもので，統合失調症の診断を受けたことのある人々の脳内においては，化学物質の働き方に違いがあるのではないかということが示唆されている[16]。脳内には100以上の神経伝達物質が存在するが，これまでの研究者は3種類の物質，すなわちドーパミン，セロトニン，そしてグルタメイトに集中している。

ドーパミン仮説とは，神経伝達物質のドーパミンを，脳が生産し制御

する方法に差違がある結果として精神疾患が生じるのではないか，というもので，生化学的な説明として主に提唱されている。この仮説は，過去30年間広範囲にわたって研究され，その裏づけとして3種類のエビデンスが挙げられている。第一は，ドーパミン関連の化学物質を注入して行われた脳撮像は，統合失調症の診断を受けた人とそうでない人の間に差違が存在するかもしれないということである〈17〉。第二には，神経弛緩薬（抗精神病薬）の多くは，ドーパミンに影響を与えると考えられているからである〈18〉。これらの薬剤は時としてパーキンソニズム（パーキンソン病と類似した異常な身のこなし）を誘発する。このパーキンソニズムは，ドーパミンの作用に関する問題と関係があると考えられている。第三には，ドーパミンの分泌を加速するアンフェタミンのような薬物は，精神病に類似した体験を引き起こすことがあるからだ。

　最近の神経弛緩薬は，異なる神経伝達物質であるセロトニンに影響を与える。セロトニンの役割〈19〉や，他の神経伝達物質であるグルタメイトの役割〈20〉についての研究は，これまでのところまだ結論には到達していない〈21〉。

　重要なことは，あらゆる神経伝達物質の機能が情報を伝達することにあるという点を理解しておくことである。たとえばドーパミンは，社会的な威嚇や恐怖を伝達する通路に使われる。そのため，たとえば被害妄想的な不安体験にドーパミンが関連していないとなれば，それは意外なことだろう。この手のメカニズムについてはまだその詳細はわかっておらず，ただ人の脳内の化学物質の差違というものが，ある特定の通路をより活発にするような，人生における体験の差違に寄与していることはもっともらしく思われる。さらに，もし生化学的な特徴と，たとえば声を聞くなどの特定の体験の間に何らかの信頼性のある関連があるにせよ，そのことが因果関係について何かを告げていることにはならないだろう。体験のほうが生化学的な変化に貢献したのであって，その逆ではないかもしれないからである。さらに第三の要因，たとえば人々が服用している薬が原因であるかもしれない。精神病的な体験に関する生化学の知識，またさらに人間のその他の体験における生化学の知識はまだご

く限られたものであり，生化学的な原因について明確な記述ができる段階に至ってはいない。声を聞くような体験に関与する要因の込み入ったジグゾーパズルには，必然的に脳内の化学物質が関連しているが，それが「唯一の原因」ではなく，ただパズルの一部に過ぎないことを理解しておかなくてはならない。

脳の構造と機能

脳の構造とその機能が果たす役割についても研究が進められている(22)。たとえば，近年の脳撮像では，脳内の血液の流れと電気的活動のパターンが調査された(23)。

それによれば，統合失調症の診断を受けた人々とそうでない人々とを比較した場合の平均値を見ると，脳の構造（たとえば，特定の部分における灰白質の量）と，機能（たとえば，異なる部分の間に流れるシグナルの多寡）に差違が見られることが判明した。この差違の中には，たとえば，海馬状隆起や扁桃体として知られる構造のサイズが，正式な診断を受ける以前から異なっていることなどもあるようだ(24)。

しかし，このような所見は，以下に述べる理由によって，慎重に解釈されるべきことである。

- グループ間において，常に大きなオーバーラップが存在していること。ある人の結果を見て，その人が精神病的体験をしたかどうかを明確に判断することはできない。
- ほとんどの調査は，統合失調症の診断を受けた人とそうでない人とを比較している。もしこれまで述べたように，この領域での「診断」が本質的に疑わしいとすれば，この2つのグループを比較することによって結論づけられることはほとんどない，ということになるだろう。これまで述べてきたように，診断を下され，長期間サービスを受け，そのため調査の対象となった人々は，しばしばその他の領域において

も幾多の困難や必要性を感じている。これらの人々は，声を聞くなどの精神病的体験を持つ典型的なタイプとは言い難い。

- ほとんどの調査では，強い「精神疾患」の経歴のある人々は長年にわたって強い薬も服用している。近年のエビデンスによれば，このことが脳の構造に変化を引き起こし，たとえば脳全体の縮小などを起こす可能性もある〈25〉。
- 最後に，苦悩やトラウマなど人生における出来事自体が脳に身体的な痕跡を残すこともあり得るし，またその逆も存在するということだ。このことに関する著しい発見は，ロンドンのタクシー運転手が，首都の通りの地図を頭の中に描きあげる「知識」を詰め込むときに生じる，脳内の海馬状隆起〈26〉と呼ばれる部位に起こる変化である。最近の研究では，「精神病」を体験した人々の脳における差違の原因は，持って生まれたものではなく，人生の初期に起こったトラウマ的な出来事によるものではないかと言われている〈27〉〈28〉。例を挙げると，「統合失調症による社会的挫折理論」〈29〉は，度々不利な条件に置かれたり，社会的に疎外されたりすることが，脳内のドーパミン通路に過敏性をもたらすことを示唆している〈30〉。

精神疾患の原因となり得るあらゆる要素を載せたリストを作成するとしたら，それは生物学的機能のすべての要素を網羅するものになるだろう。しかしなお，生物学的な異常が精神疾患やその他のメンタルヘルスの問題の主たる原因であるということについて，決定的なエビデンスは何も挙がっていない。DSM-5（広く使用されている診断マニュアル）〈31〉を作成した専門調査会の議長が次のように述べている。「将来的には，障害を生物学的な，あるいは遺伝学的なマーカーで識別できるようになることを期待している。ここ数十年の間，患者たちに『バイオマーカー』（ある特定の疾病の指標となるような，計測可能な生物学的な特質）が明らかになるのを待っているのだ，と伝えてきた。我々は今もまだ，それを待っているのだ」〈32〉。

結論

　生物学的な体質が声を聞くなどの体験に寄与する人々もいる。しかし，このことは，精神疾患を生物学的な疾病と考えるべきであることを示唆するものではない。数十年に及ぶ研究にもかかわらず，精神病的体験の主たる原因となる生物学的構造は，何も明らかになってはいないのである。ある人の生物学的体質における関連要素は，たとえば，感受性の強い気質というような，ずっと一般的なものであるらしい。生物学的な要素が重要となる人もいる一方で，それがほとんど何の役割も果たさない人もいる。ある種のストレスに晒されれば，私たちは皆，精神病的な体験をするかもしれないのだ。他の複雑な人間の体験と同様に，そこにはさまざまな「原因」が存在する。私たちの生物学的な体質は，個人的な資質や周辺の環境と絶え間ない相互作用を続けている。ある人の体験の込み入った原因というのは，他の人の原因とはほとんど関連のないものかもしれないということである。

　しかし，統合失調症の診断を生物学的な疾病として認めるような考え方を一般的に容認することは，声を聞くなどの体験が，常に脳内の問題から発生すると憶測する傾向を導いてしまった。その結果，その人の人生の文脈に沿って体験を解釈したり，本人と体験について話すことを優先する努力を，しばしば怠ることになってしまった。「脳の疾病」という考えはまた，中心となる治療，あるいは唯一の治療は投薬によるものだ，という風潮を蔓延させることになった。このことはさらに，他の支援的アプローチ，たとえば会話による治療などが提供されないことにもつながってしまった。これによってまた，苦難にある人々への支援だけでなく，研究や予防のための試みといった，人々の生活環境をめぐるものから，資金などの資源が他へ転用されるという事態が起こったのである〈33〉〈34〉。

第6章

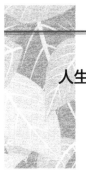

人生体験とそれが私たちに及ぼす影響

キーポイント

▶人生体験が果たす役割が次第に明らかになってきた。精神疾患は，しばしば人生に起こる出来事，ことにトラウマ体験や極度なストレスに対する反応として生じることがある。

▶貧困にある人々，あるいは不平等な社会に生活する人々は，他の人よりもメンタルヘルスの問題を起こしやすい。精神疾患も例外ではない。

序論

近年になって，精神疾患は時として私たちの人生に起こること，ことにトラウマ的な出来事に対する反応として生じることが明らかになった。別の言い方をすれば次のようになるであろう。

「悪いことが起こり，それが狂気へと誘うのだ」(1)

人生での出来事とトラウマ

私たちは皆，人生において離婚，拒絶，人員整理による解雇，苦い失望，喪失，そしてさまざまな失敗など，ストレスを伴う出来事に直面する。肯定的な出来事であってもストレスを伴う場合がある（たとえば，宝くじに当たるといったこと）。貧困やいじめ，家庭の問題，孤立や虐待，

トラウマという形で，他の人々よりも多くのことに対処しなくてはならない人もいる。他のメンタルヘルスの問題と同様に，精神疾患も生活環境におけるストレスを伴う出来事，ことに虐待やトラウマへの反応として起こりうるということについてのエビデンスが累積している〈2〉〈3〉。例を挙げると，声を聞くことは，探索し解決する必要のある，込み入った感情や記憶を留めている過去のトラウマに関連していることがある。ある調査によれば，精神科の入院患者は，その半数から4分の3までの人々が小児期に身体的な，あるいは性的な虐待を受けていた，ということが明らかになった〈4〉。小児期において，トラウマを多重に体験することは，喫煙が肺がんを誘発するのと近似した危険率で，精神疾患を起こすと考えられるのである〈5〉。

　人々の体験の内容は，しばしばそのトラウマの性質に関連している。たとえば，小児期の虐待の結果，自分自身をめぐる否定的な感情に苦しむ人は，自分には価値が無いとその虐待をした者が囁く声を聞き，そのことでさらに自尊心を低下させるかもしれないのである。トラウマ体験者はしばしばフラッシュバックやひどいイメージに煩わされ，「解離」，すなわち心理的にその状況から遊離したり，切り離したり，一時的に記憶を失ったりすることがある。このような体験と精神疾患と見なされていたこととの間には，以前に考えられていたよりもずっと多くのオーバーラップがあることが明白になってきた〈6〉。このオーバーラップには，現在多くの研究によって焦点が当てられている〈7〉〈8〉〈9〉。英国精神医学ジャーナル（*British Journal of Psychiatry*）の論説では，「小児期の逆境がもたらす因果的役割を今やっと真剣に考察することの意味は計り知れない」と述べられている〈10〉。心理学者の中には，精神疾患は多くの場合トラウマ的な出来事に対する自然な反応でしかないのだ，という結論に達している者もいる。例を挙げると，ある論文は，「支援サービスの利用者の報告によれば，多くの場合，体験はその人々が晒された虐待に対する自然な反応であるというエビデンスが増大している。虐待が起こり，その虐待の影響が生じる。その上に説明を加える『精神疾患』など存在しないのだ」〈11〉。

人生上の出来事

16歳のとき，その当時付き合っていたボーイフレンドにもう少しで殺されそうになる体験をしてから強迫性障害を起こしました。その上，他の誰かが自分を殺そうとしているという妄想も生じたのです。誰かと何かに関して衝突すると，その人が自分を殺すとか，誰かが自分を殺させるとかの不安が生まれるんです。自分の寝室に，誰かいるんじゃないかと心配して目を覚ましたりします。誰かが襲って来たらどうやって身を守ろうかと考えるんです。もし人生の前半であのようなトラウマを体験しなかったら，こんなことは起こらなかったと思います。

ジョゼフィーン〈12〉

声が散々悪口を言うので，自分は悪い人間だと思っていました。後になって，これらの声には僕を虐待した人たちと同じ特徴があるので，関連があるんだとわかりました。そして，自分が置かれた状況によって，この声が出しゃばってくるかどうかに違いがあることがわかりました。家の中で争いがあるときにはひどくなるんです。つまり，僕の生活環境を映す一種の鏡なんです。

ダーン・マーソン〈13〉

子どものころに虐待を受けました。それは身体的なものや，暴言などの心理的なもの，そして性的なものでした。もう10年以上もひどいうつ病をわずらっています。最近，自分の結婚生活の破綻をきっかけにして妄想的な考えを持つようになりました。運転しているときはいつでも，誰かに後をつけられていると感じます。追手をまくために違う道を通ったりしたし，一度は自分を虐待した両親が本当に後をつけてくるのだと思いました。他の時にはソーシャルサービスが追ってきました。こんな思いをしょっちゅうしていて，その時は理由づけができずに不安になってパニックを起こし，恐怖感にかられます。やっとの思いで気持ちを静めた後，ことの度合いを考えられます。それから誰かが庭に入って来て植物の鉢を動かしたりすることや，家の中にも誰かがいて物を動かしたりする妄想を起こしました。こういうことが起こるともう何が何だかわからなくなって，そんな思いを消すために自分を殴りつけるのです。完全に気が狂ってしまうと思うこともありま

した。今は主治医がオランザピン（薬名）を処方してくれていくらか楽ですけれど，まだ恐いし，混乱して侵害されていると感じています。

ジャニス〈14〉

人間関係

　先に述べたように，いかなる専門家も確信を持って，ある個人が人生のある時点で体験する精神疾患の原因が何であるかを言い当てることはできない。このことは，家族関係の領域において重大な意味を持つことになる。過去において，家族が非難されていると感じることがあった。ところがこれまで述べたように，ある問題が生じた理由を突き止めることは誰にもできないので，専門家が家族に責めを負わせないことは重要なことになる。しかしなお，さまざまな要因から起こりうる，小児期や思春期における困難な人間関係が，重大な要因となる人々もいることを理解しておくのも大切なことであろう。このことが，大きな影響を与えている場合もある〈15〉。第３部で述べるように，人が回復するためには，大切に思ってくれる友人や家族の支援が非常に重要であることが調査によって裏づけられている。家庭の雰囲気が協力的，そして穏やかで寛容な場合には，人々は回復しやすいのである〈16〉。

人間関係

自分の健康を改善するためには，ストレスをできるだけ下げる必要がありました。ストレスが増すような人には合わないこと。つまり私の場合には，父とどのくらい顔を合わせるかについて，父に断固とした態度で臨む必要がありました。

ドリー・セン〈17〉

自分の体験が意味の無いものとされればされるほど，そして，孤立すればするほど，苦悩は深まるものだ。同様に，支援し育んでくれる関係から遠ざかれば遠ざかるほど，無力感や孤立が苦悩を強めていくの

である。慈しみ，支えてくれる家族や友人，心地よい安全な環境，そして周辺の人々からの信頼や支援，連帯感といった回復に向かうための環境をはぎ取られた人々は，診断の対象となるような苦悩を体験することがますます多くなる。言い換えれば，トラウマの影響や社会的不平等，人生の出来事などは，親による養育，友情，育成やケアなどのような目に見えにくい，そして定量化しにくい種類の影響と付随的に相互関係を持っているのである。このことがなぜ，「同じ出来事」がある人には苦悩の原因となり，他の人にはならないかについての，1つの理由を示しているだろう。　　　　　　　ミッドランド心理学委員会〈18〉

不平等，貧困，および社会的不利

　私たちは皆，人生においてストレスの強い出来事に対応している。小児期や思春期といった正常で避けることのできない段階，資格を取得することや取得できないこと，仕事に就くこと，人間関係とその関係の終わり，病気や死などはすべて私たちに影響を及ぼしている。人生における，このような大きな出来事はしばしばストレスに満ちている。さらにまた，働き過ぎ，粗末な住宅，経済的な困難，人間関係の問題などの，継続するストレスも私たちに影響を与える。そして，貧しければ，これらすべてのストレスが悪化するのである。

　ストレスと貧困とは私たちのメンタルヘルスに重大な影響を及ぼすため，公衆衛生の指導的な立場にある専門家は，これをメンタルヘルスに関連する問題の「社会的決定要因」として注目するようになった。WHO（世界保健機構）による論評では，「どの集団も精神疾患に免疫があるわけではないが，貧しく，住居や雇用もなく，教育の低い人々はその危険度が高い」と述べている。近年のロンドンにおける調査結果は，強度の精神疾患を誘発する3つの危険要因を提示しており，そのうちの2つは，はく奪と，密集した都会的な環境であるとしている〈19〉。研究者は，「都会の環境は，ストレスに対応するために成人期における脳機

能を変えてしまうことがある」と述べている。興味深いことに，3つめの要因は不平等であり，裕福な人々と同じ地区に住む貧しい人々は，同じような収入の人々が住む地区に居住する場合よりも悪くなる傾向があるとされている。この発見は，リチャード・ウィルキンソンとケイト・ピケットによる研究と似通っている。2人は『平等社会：経済成長に変わる，次の目標』[20]という著書の中で，格差の大きい国（たとえば，英国のように富裕層と貧困層の収入の差が大きい国）におけるメンタルヘルス問題の度合いは，ノルウェーのようなもっと公平な国よりも高いことを提唱した。

　移民集団，ことに英国在住のアフリカやカリブ諸国出身の人々は，白人の英国人より統合失調症の診断を受ける率がはるかに高い[21]。しかし，これらの人々の出身国における率は英国のそれと同じようなレベルにある。少なくともその理由の1つは，これらの人々が多く体験する社会的不利とはく奪にあるだろう。このことは，複雑な問題を意味する。この集団に属する人々は，他の人々より苦悩を体験することが多いのだが，その実際の体験や「症状」が似通っている場合において，他の人々より統合失調症という診断を下される割合が高いのである[22]。

第7章

私たちが世界を理解する方法
──「精神病」の心理学

キーポイント

▶過去の経験は，今起こることをどのように体験し，どのように解釈するかに影響を与える。出来事をどう理解するかは，それらが私たちにどう影響を及ぼすかを決める鍵を握っている。

▶人々が自らの体験にどのような意味を見出すかを理解することが，それをめぐる苦悩を軽減する方法を探し出すために重要になる。

過去20年の間に，妄想を抱いたり声を聞いたりする体験を心理学者が解釈する方法は根本的に変化し，それに伴って，それらがなぜ深刻な苦悩となり得るかについての理解も変化した。私たちは，人生における出来事のみならず，声を聞くような体験をめぐって，人々がそれらにどのような意味を見出すか，ということの重要性に気づいたのである。

人生における出来事と精神病を結ぶ心理的リンク

人生における出来事と精神病を結ぶ心理的リンクは，多くの場合心理学者が「心理的プロセス」と呼ぶもの，すなわち私たちが体験し，理解する方法，そして外界と他の人々に対して反応する方法に潜んでいるように思われる。

たとえそこに明白で直接的な関連がない場合でも，小児期における痛ましいトラウマ的な出来事は，後の人生における体験や出来事の解釈に

影響を与えるだろう (1)。学校環境で繰り返しいじめを受けて成長した人々などはその一例である。そのような人々は，自分たちには価値がなく，それ故に他の人々がいじめるのであって，世の中とは無情で冷酷な場所だと信じ込むかもしれない。精神病に結びつくような体験としてはその他に，虐待，ことに保護者的立場にある人からの虐待や，感情的に圧倒されるような出来事などがある。当然のことながら，そのような出来事は，その後私たちが物事を体験し，世界を見る見方に影響を与える。誰もが，過去の体験に照らして，新しい出来事を解釈し，反応し，そして挑戦するのである。そのため過去にトラウマを体験した人々は，恐怖心を煽る出来事が起こったときに，圧倒され，心理的に「遮断」してしまうことがあるだろう。不当に扱われた体験を持つ人は，世の中に対応するときの方法として，疑い深く慎重で，時には被害妄想的な見方を身につけるかもしれない。実際，このことが，貧しい人々や移民，あるいは疎外されたグループに属する人々の間で「妄想」がよく見受けられる理由の1つであるかもしれないのだ (2)。人生における特定の出来事は，特定の精神病的体験と結び付いているように思われるのである。例を挙げると，小児期に性的虐待を受けた人々は，その他の虐待に比較すると声を聞く体験の率が高く，一方，児童養護施設で成長した人々は妄想の体験の率が高いというエビデンスが，リチャード・ベンタル教授らによって見つかっている (3)。

声を聞くこと，内言，記憶

私たちの多くが，「現実の」つまり外部からの声と，想像上の声，つまり内言とを区別することが難しいときがある（たとえば，「何か言った？」や「あれ，呼び鈴が鳴った？」という場合など）。このようなことは疲れていたり，ストレスを感じたり，気が動転しているときに起こりがちである。またほとんどの人は，決断を下すとき，問題に対処するとき，あるいは本を読んでいるときのように，言語を使って思考する場

合に「内言」を聞くものである。声を聞くことが「内言」に結びつく人々もいるというエビデンスは，その人々が声を聞くときには，脳内の言語中枢が活動していることを示す脳スキャン実験から明らかになっている(4)。その他の心理学的実験によっても，声を聞く人々は自分の思考を他の人が告げる言葉と区別するのに困難を感じることが示されている(5)。この内言と外界からの声とを識別する際のブレが，他の人よりも声を聞くことの多い人々がいることの理由の1つであろう。また声は，多くの場合，記憶とも関係している。例を挙げると，ある人は過去において自分を虐待したり批判した人の声を聞くことがあるかもしない。そして実際その場合に，その声は過去の現実の人と同様のアイデンティティをまとうことがあるだ。人によっては，その声は感覚的な体験ではなく，現実の人や事物であると感じることがある(6)。その声が，明らかに記憶に属する感情や考えではなく，何らかの方法で，その人の感情生活の側面を表現している場合もある。時とともに，心理療法の場で自らの体験を語ったり，トラウマ的な記憶を多少とも処理することができるようになって，外からの声を聞く体験から，内言を聞くということへの移行を語る人々もいる。

人生における出来事と声を結ぶリンク

私が最終的に理解したことは，聞こえる声の一つひとつが自分自身の側面に結びついていて，それぞれが自分では決して処理したり解決できなかった，すごい感情を伝えているということでした。性的なトラウマとか虐待，恥の感情や怒り，そして喪失や自己嫌悪などの記憶です。声がそんな痛みに代わって，それを表現する言葉を伝えてくれたんです。理解したことの中でものすごく意外だったことは，一番敵意があって攻撃的な声が，実は最も深く傷ついた自分のことを明らかに描写していたことでした。そして，その声が一番の思いやりや愛情を表していたんだ，ということでした。

エレノア・ロングデン（カリフォルニア，TED2013における発表）(7)

私たちはどのようにして信条を作り上げ，結論に達するのか

　私たち人間は，自分を取り巻く世界の意味を常に理解しようとする。たどり着いた結果は時として恐ろしいものであったり，誤解であったりもする。そして時として，そこに存在しないことを見たり聞いたりすることもある。私たちの判断は過去の体験の影響を受けている。たとえば，いじめや虐待，人種差別の体験者にとって，人を信頼することは困難であり，多少なりとも被害妄想に陥ることもあり得るだろう。酒に酔ったときや薬物を使用したとき，あるいは何もないときでさえも，脳が機能する方法がその判断に影響を与える。しかしそのようなときにも常に，私たちは取り巻く世界の意味を理解しようと努力しているのだ。精神病的体験に関する最近の研究では，この意味を作り出す，つまりは出来事を解釈する行為（専門用語では「認識因子」と呼ばれる）が重要な役割を果たすことが判明した。

　異常な信条（妄想）は，他の信条や偏見と非常に似通っている。多くの「普通」の信条は変化に抵抗し，最初に抱いた疑いを裏づけるような傾向がある⟨8⟩。たとえばそれは，長期にわたる負けにもかかわらず，自分のチームが一度勝ったのを見て，そのチームがベストであると考えるサッカーファンのようなものであろう。私たちの誰もが，私たちの目には明確な証拠が山のようにあるにもかかわらず，ある信条にしがみついている友人や家族のメンバーを身近に知っているのではないだろうか。

　人が，どのようにして特定の「妄想的」な信条を持つに至るか，については活発に議論されている。実際その過程は人それぞれで異なるように見受けられる。ある信条は，その人の人生に起こった出来事に密に関連している⟨9⟩。それらの信条が本人の自尊心を保護するものもある⟨10⟩。また，短絡的な結論を出す傾向のように，本人の思考スタイルに関連するものもある⟨11⟩⟨12⟩⟨13⟩。一方，社会的状況の困難に関連するものや⟨14⟩⟨15⟩，自分の考えや周辺に起こる出来事に対する知覚に特に関係するも

のもある⟨16⟩。多くの場合その原因は，これらのものや他の事柄との組み合わせとなるだろう。

感情と精神病との関係性

　これまで見てきたように，声を聞くなどの体験は，私たちの感情に関連しており，また圧倒的な感情を巻き起こした体験にその原因を持つものが多い。私たちが物事を解釈し，そこから結論を引き出す際にも，感情が影響を与える。

　私たちがストレスや不安を感じ，うつになったり困惑したときには，世の中や自分自身をめぐる考え方が変化する。そのようなときは自意識がさらに強くなり，自己批判的になり，脅威や危険を強く意識するものである。他人が自分を傷つけようとしていると疑ったり，聞こえる声が悪事を働くかもしれないと感じるとき，否定的な感情に浸っていればそれらはさらに確信的に感じられるだろう。そして当然，そのリンクは逆の方向にも働く。もし悪事を行おうとする声を聞けば，不安を感じ，疑り深くなり，たぶんうつ的になるだろう。感情とのこの密接な関係性は，さまざまな感情的な問題を助けるもの（ストレスの原因に対処すること，不安やうつなどに焦点を当てた心理セラピーなど）は，精神病の支援につながることを意味する⟨17⟩。同じように，ある人が圧倒されるような危機的体験をした場合には，その人を静めるような手立て（親切な元気づけの言葉，良質の食べ物，安らかな休息所など）が，体験と感情の悪循環が確立してしまうのを断ち切る助けになるということである。将来の精神疾患の危機の可能性を低くする最良の方法は，往々にして生活におけるストレスを減少することにある。

感情の状態と精神病

　疑り深い考え方は不安によって引き起こされるというのはよく聞きますよね。僕は自分の不安をちゃんと意識するのが苦手でした。不安レ

ベルが相当高いのは，僕にはごく普通のことなんです。あまりにも普通のことなんで，特に何もしようとは思わなかったんだけど，それがどんな場合にも恐怖感を駆り立てる背景にあって，疑り深い思いや考えがいつもそこから浮かび上がってくるというのが，今はわかるんです。

　他人を疑ってかかる癖があるので，僕は他の人が自分に脅威を与えると思いがちなんです。だから今は，そんなときには自分の不安を解消しようとすることにしています。　　　　　　　　　　アダム〈18〉

その考えはすごくエキサイティングで，それに投資すればするほど多くの見返りがあったんです。だからどんどん自分の世界に没頭していって，その強烈な興奮で眠れなくなりました。この睡眠不足が，起きているときに白昼夢を見始めるキッカケになったと思います。夢の中では自分がいつも主人公です。周りで起こるすべてのことは自分に関係していて，実際の生活がそれと同じようになりました。道路標識まで僕へのメッセージになったんです。誰かが頭をかいたら，それが何のサインであるかを解読しなくてはならなかったんです。新聞の記事には特別な意味がありました。夢の中と同じように，あらゆることが僕を中心にして動いていたんです。

　自分の感情を中心に動くように，精神病が仕向けました。6，7年前の僕を見たら，きっと精神病エピソードの只中にいたと思いますよ。閉ざされた中で，もがいていました。でも精神病がそれから抜け出すことを許してくれて，先に進むことができたんです。本当に長期的なメンタルヘルスの患者になるところでした。僕は，もっと可能性を認めてくれるメンタルヘルスサービスを作り上げる手伝いをしたいと思っています。人間の体験ということに対する考え方を変えたいと思うんです。　　　　　　　　　　　　　　　　　　　　ルーファス・メイ〈19〉

精神病的体験がどのように苦悩や障害に発展するか

これまでの項目では，私たちの人生での出来事やその解釈方法が精神

病的な体験をする可能性にどう影響するか，に焦点を当ててきた。既に述べたように，すべての人がその体験を苦痛に感じるわけではなく，そこに大きな利点を見出す人もいる。したがって，ここで疑問となるのは次の点である。「なぜ体験が苦痛となる人と，そうならない人がいるのか」。この点を明確に理解することは，苦悩の内にある人をどう支援するかについての鍵を与えてくれるかもしれない。

● **自分の体験をどのように解釈するのか**

　心理学者は，その細部についてもすべて同意しているわけではないが[20][21]，人々が自身の体験をどのように解釈するかが鍵であることについては広く同意している。起きた出来事を解釈するのが困難である場合や恐怖感に捕らわれる場合には，そのことからの影響がさらに大きくなるだろう。人々は時に，どうしてそのようなことをするのか理解できるのだが，結果的にはさらに事態を悪くするようなこと，たとえば薬物や飲酒のような方法で対処しようとしたり，友人や家族を避けて引きこもることで対応したりする。最近の研究では，人々が体験を解釈したりそれに反応したりする方法が，苦悩や無力感の度合いを決定する際に重要であることが判明している[22][23]。(当然のことながら，私たちが体験を解釈したりそれに反応する方法自体が，過去に，ことに成長期に起きた出来事によって大きな影響を受ける)。

　例を挙げてみよう。ある人が睡眠不足だったり不安感を抱えているとき，通りで後ろから来る足音に気づけば，それは自分を追っている，あるいは自分に危害を加えようとしていると感じるかもしれない。この思いは本人をよりいっそう不安にし，いろいろなこと，たとえば通りを歩いている人などをますます意識して心配になったりする。この状態が続けば，そのうちに高度な不安感を持ち始め，自分に危害を加えるような企みがあると考えるかもしれない。自分が一番恐れていることや人生における体験，文脈や文化にもよるが，近所の人々やCIA，霊や異星人などの陰謀を疑ってかかるかもしれない。同時に自分を批判したり傷つけようと脅す声を聞くかもしれない。そうなればますます不安がつのっ

て被害妄想的になり，どちらとも取れるような出来事を，誰かが自分を傷つけようとしているのだと解釈するような状況に陥るだろう。この恐怖感は行動様式を変化させる。たとえば，一切外に出なくなるかもしれない。そうすれば危害を加えられる可能性は低くなるからだ。このような説明に添って，心理学者はいったい何が起こっているかという「フォーミュレーション」を本人と作り上げることによって，何が支援となるかを明らかにすることができるかもしれないのだ。フォーミュレーションがどのように効果をもたらしたのかについての例を，以下に示す。

苦悩を和らげ，人生に対処することを可能にする解釈に，どのようにしてたどり着くことができたか
以下の例は，トニー・モリソン教授らの研究発表に基づいている〈24〉

22歳の青年（仮にダンと呼ぼう）に統合失調症の診断が下された。臨床医は，彼には被害妄想や思想伝播（自分の思想が他の人に聞こえていると信じること），また自分は他人の心が読み取れるという妄想があると述べていた。彼は3年前に，長期にわたる強い薬物と飲酒のために，このような体験や思い込みを発展させたのだった。彼は自分の信条はほぼ100％真実であると考えていた。

　彼は首にしこりがあって，それが彼の思想を他の人に伝えたり，自分の証拠を収集するための装置ではないかと恐れていた。しょっちゅうそのしこりを確認し，危険はないかと目を配り，家族や友人たちから安心させてもらう必要があった。安全を守るために外出はせず，送信されてしまう場合に備えて自分の思想を管理しようとしていた。

　モリソン教授らは，もしダンがそのしこりについて異なった懸念を抱いていたとしたら，診断は別のものとなり，精神病とは見なされなかったかもしれないと指摘した。たとえば，それがガンであることを恐れ，検査の結果を信用できなかったとすれば，健康不安（正式には心気症）と診断されたかもしれないのである。モリソン教授らは，人々の信条や恐怖が，周辺の文化の中で風変わりであったり，容認できないものであったりする場合，それは精神病と見なされるのではないかという疑問を提起している。

ダンはまた，自分の考えを意図的に伝え，そのことで人々を自分の意志に従わせることができるとも信じていた。友人や家族が，「おまえを殺してやる」という邪悪なことを考えているのが聞こえると思っていた。この恐怖はストレス時につのり，怒りや不安，うつを感じさせ，赤面や動機の高まりなど身体的な変化も引き起こした。そのため，彼はこれらの考えを押し殺そうとつとめていた。

　ダンはいったい何が自分に起こっているのかを，自分の臨床心理士と協力して解明していったのである。まず，問題を継続させている，いくつかの悪循環にはまっていることに気づいた。自分の幼いころの体験が，ある特定の見方で世の中を見るようにさせたのだ。たとえば，いじめを受けたことは自尊心を傷つけ，人を信頼することを困難にした。このことは，曖昧な状況を解釈する方法に影響を与えた。首のしこりに気づいたとき彼は，それが他の人々が自分に危害を与えるためにあるのだという結論に誰よりも早く飛びついたのだ。このように他人を避けて孤立しようとする信条は，それが真実ではないことを発見する機会を彼から奪ってしまったのだった。

　ダンと臨床心理士は一緒に，「フォーミュレーション」の図を書き上げた。その図は，いかにして彼の体験が出来事を一定の方法で解釈し，また行動する方向に導いてしまったかを表し，矢印で彼がはまり込んでしまった悪循環を示していた。
その図を次頁に示す。

　この後に，ダンと担当の心理士は，このフォーミュレーションを使って何が助けとなるかを検討した。心理士は，煩わしい思いが生まれるのはごく普通のことだと説明した。ダンはそのような思いが生まれるとき，それに気づき，心理士の支援を得てそれを検証しようと試みることにした。たとえば，自分の考えを送信することで他の人たちに何かをさせることができるという信条は，別れの挨拶をしたり，車のギアを変えたりというような，その人々がいずれはすることになっていたことを基盤としていたのだ，ということを理解した。心理士に手伝ってもらって，彼は他の人々がしそうにはないことをさせる実験をしてみることにした。そして予想したとおり，人々はまずそのようなことはしないのことを発見したのである。次に心理士と協力して，ダンは

第2部　原因

ダンが自分の問題を理解するに至った過程
―悪循環を識別するフォーミュレーション―
（矢印の方向は何が何を導いたかを示す）

出来事（何が起こるか）
・首のしこりに気づく
・自分にとって望ましくないことを考える
・自分の周辺の人々を意識する

思考（自分が出来事をどう解釈するか）
・自分の考えは送信されている
・人々が自分に危害を与えるかもしれない

信条（自分自身，自分の考え，そして他人と外界について）
・自分は傷つきやすい
・自分は悪い人間だ
・他の人々は危険だ
・世の中は安全な場所ではない
・他人が自分に危害を加えないように警戒しなくてはいけない

人生の経験
・学校でいじめにあった
・身体的な攻撃にあった
・犯罪行為に関わった

反応（このようなことが起きたとき自分はどうするか）
・短期間，安全に感じられることをするが，物事をしっかりと調べることができなくなる
・人を避ける
・自分の考えを管理する。行動，回避，思考管理の手立て，薬物の使用，安心を求め確認すること，攻撃に対する極端な警戒

感情（どのように感じるか）
・不安
・ストレス
・怒り
・感情的な興奮
・緊張感

他の人々の心を読み取ることができるか否かの検証をしてみることにした。彼は人々の行動を注意深く観察することによって検証した。そして，他の人々が彼について否定的なことを考えているという信条は，一部には彼自身の力不足や弱点を反映したものであるという結論に達したのだった。彼はさらに自分についての否定的な信条について探索を深め，その結果，自身について心地よく感じることができるようになっていった。さらにまた，自分の思いを抑圧しようとすると，逆にそれらが煩わしいものとなることを理解した。このことを理解する際に手助けとなったのは，心理士が「思考実験」を提案したことであった。この実験では，動物のキリンのことを考えないようにした。キリンのことを考えることは滅多にないが，そのときには，そうしないことがかえって困難になったのだ。ダンは，もっと外に出て，友人たちと交わるという目標を定めた。最終的には気分が改善し，大学に復学することができたのである。

● **精神病の肯定的な側面**

人は私を狂気だという。しかし，狂気は崇高な知性ではないのか，それは輝かしいものではないのか，深遠なものではないのか，思考の病から浮かび上がるものではないのか，心的状態なのか，それらの疑問にまだ決着はついていない。日中に夢見る者は，眠る間にのみ夢見る者が逃してしまう多くの物事に精通しているのだ。

エドガー・アラン・ポー（1850）『エレオノーラ』より〈25〉

　精神病の体験をした人の多くは，それに否定的な側面と共に肯定的な側面もあると感じている〈26〉〈27〉〈28〉〈29〉。たとえば，それは創造性にも関連しており〈30〉，この関連については近年，脳撮像研究によって探索されている〈31〉。「精神病」は，時として他の人には関連性がないと見える出来事の間に，特有のつながりを作り出すことに関与しているように思われる。このこと自体は，良いとも悪いとも言い切れない。物事

の間に独特のつながりを見出すことは貴重なことでもある。この場合それは独創性，水平思考，創造性などど見なされるだろう。実際に，「統合失調傾向（schizotypy）」の度数の高い人は創造性の度数も同じく高いのである〈32〉。

卓越した創造力を持つ有名人はまた，精神病的体験をした人が多い。例としては，ジャンヌダルク，ヴィンセント・ヴァン・ゴッホ，ガンディー，ウィンストン・チャーチル，スティーヴン・フライなどの人々が挙げられる。自助組織である「イカロス・プロジェクト」は，「統合失調的」な体験と「双極性障害的」な体験を「危険な天賦の才」と見なし，そのメンバーが「才気と狂気の間を航行する」支援を目的としている〈33〉。

さらに，メンタルヘルスの危機は，苦痛を伴うものではあるが長期的には「トラウマ体験後の成長（PTG: Post-Traumatic Growth）」と呼ばれる肯定的な変化を導きうるものとして，近年特に注目されている。それを霊的な成長を導く可能性を秘めた霊的危機であると見る人々もいる〈34〉〈35〉〈36〉。この点については次の項で検討していく。またそれらの体験が，過去のトラウマを処理し，癒す過程で重要な役割を演じたと感じる人々もいる〈37〉〈38〉〈39〉。

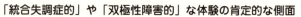

「統合失調症的」や「双極性障害的」な体験の肯定的な側面

私の躁うつ病は，人生におけるエネルギーや創造性に大きな役割を果たしました。とても長い期間にわたって，私は他の人よりずっと大量のエネルギーに恵まれました。一所懸命仕事をするのが本当に楽しかったんです。液晶のように考えが湧き出てきました。瞬間的に，そして明快に物事を見ることができたのです。思考が，それも優れた思考が，ほとんど努力なしに沸いてきたんです。自分の過度のエネルギーが他人には迷惑だったことはわかりますが，私の脳が自分のしたいことを素晴らしく効果的にやるので，とても誇らしく思っていました。私は自分の人生と完璧に取り組んでいて，その一部であると感じていました。

レイチェル・パーキンス博士　OBE〈40〉

私は脳波検査を受けさせられて…そして幻覚を起こしていると言われました…それはとても前向きな体験だと思っていたので，綿密に調べられて，ばかにされたような気分になりました。腹が立ったわけじゃないんです。あの人たちはすごくバカなことをしていると思って…だって，このとても重要なことを無視していたんです。　　　ホリー〈41〉

すべての女性たちと共に
自分だけの空間で一度，
暗闇の中で光の当たる暖かな空間に，
私はイヴとして，処女マリアとして，ジャンヌ・ダルクとして，
そしてほかの沢山の女性たちの祖先として
歴史上のあらゆる女性たちと一緒だった。
私にとってそれは最高の瞬間，
持てて嬉しい神秘的な体験だった。
皆は私が「混乱している」と言ったけど。
皆はそれを知らないから
私の体験の栄光を
歴史上のあらゆる女性たちと時間を共にしたのは，この私。
　　　　　　　　　　　　　　　　　　ウナ・パーカー〈42〉

● 霊的なこと

精神的な，また感情的な苦悩の極限を体験した者として私たちは，荒野に響く声として，分類され，恐れられ，そして消耗させらることに疲れ果てています。この声は，私たちを人間的に，そして総体として理解してほしいと言っているのです。心理的で，感情的な存在だけでなく，身体的で，霊的な側面をも包含する存在なのです。
　　　　　　　　　　　　　　　　　　ヴィッキー・ニコルズ〈43〉

精神病的な危機が時として霊的な危機の一部，またはそれに関連しているという考えと，それが自身の霊的な成長を助長したと多くの人が感

じていることに，近年多くの興味が寄せられている⟨44⟩。数多くの心理士が，精神病と霊的な側面の接触面を探索しようと試みている⟨45⟩⟨46⟩⟨47⟩。少なくとも，いくつかの「精神病的」なエピソードが，霊的な側面を含み，人間的な成長を可能とする変容の機会であると見なす心理家もいる⟨48⟩。自らの体験に霊的な側面があると信じる人々の多くは，信仰を共にするコミュニティのような，同様の信条を持つ人々からの支援をこの上なく貴重なものと考えている⟨49⟩。

精神病的危機を霊的な機会と見なす人々

私にとって「精神的な病気」になるということは常に霊的な危機であって，霊的な回復のモデルを見つけることはそのまま命と死の疑問に結びついていました。私の探求はもう30年以上も昔，大学の講義を休んで部屋にひとりで閉じこもり，神と人生の意味を考えたときに始まりました。1週間ほど音楽を聴き続けて心的なイメージで自分を慰め，霊的な啓示を受けたのです。LSDのような薬物を使ったときと同じ不思議な錯覚が生じ，身体的な変化も体験しました。これらすべてが一体となった幻と，宇宙にあるすべてのものとの相互依存の関係に到達しました。このようなことを言葉にすると馬鹿馬鹿しい気がしますが，その体験をした者にとっては深遠な真実なんです。でも疑問が残りますよね。もし到達した状態に価値があるなら，回復するべきだという理由はないじゃありませんか。　　　　　　　　　　　サリー・クレイ⟨50⟩

僕は信仰を持つ傾向があると感じていて，教会や他の宗教的な場所に「祈り」（瞑想や和らぎのためにも）に行くことがよくあります。そこには目で見たり完全に理解することのできない何かの力が存在すると思うんです。愛かもしれないし，もしかしたら電磁波かも。他の人も皆そうだと思うけれど，僕も人生の意味とは何か，という疑問に無関心ではいられません。

　でも同時に，僕の人生は，霊的危機と考えられるような，深淵で鮮やかで，錯乱させるような内的体験を何回も体験したことで形作られ，そしてある程度，路線から外れてしまったこともあるんです。

そのようなとき，つまり高揚や消耗，そして不安や恐怖の折りには，周りの人たちには当然と思える現実との接点が消えてしまって，他の現実やパワーに引かれるような場所にはまり込んだりしました。そして，その結末も体験しました。

一度はハマースミス大通りで，自分がキリストのような気分になって，教会の西門の前で自分の持ち物をキリスト磔の図みたいに並べて，大声を上げて，保護されました。もっと最近では，地球と落日の太陽が今にも衝突する，その原因が自分にあり，自分がその標的になっていると信じてしまい，ロンドン北西のドリス・ヒルにある庭園の垣根で口もきけず，身動きもできない状態で発見されました。

当然のことだけど，こんなときの僕の思い込みと行動は，「精神疾患」の診断を確定的なものとしました。それにまつわるすべてのことがあったんです。僕は何度も，自分が善なのか悪なのか，あるいはキリストなのかサタンなのかわからなくなり，自分の人間性にしがみつくのに必死でした。

独房に放っておかれて，誰とも接触できず，観察はされても慰めをもらえませんでした。

僕にとっての最大の懸念は，メンタルヘルスサービス体制に収容された人々が直面している霊的な困難です。そのような危機にあるとき，どうやって自分の体験の価値を認めることができるのでしょうか？ 科学的な調査というものにどう抵抗すればよいのでしょうか？ 自分たちを壊れた人間と見なす社会の中で，自分をどのように位置づけることができるのでしょうか？

「精神病的エピソード」に対する可能な返答はいくつか考えられます。1つはそのような人々を何の内面的価値もない異常者とみることです。この視点が精神医学では一般的アプローチであるようです。これが，私がいつも遭遇したものです。そこでは危機の原因を決めることが重要で，その内容は大切ではありません。その内容は，理解するに値するものではありませんし，理解できるようなものでもないのです。ある精神科医が私に言ったように，「ピストンが外れ落ちた蒸気エンジン」なのです。結果として，主要な対処方法は介入することになります。それは多くの場合医療的にエピソードを管理して，再び起きないよう

にすることです。

　僕は実際的な危機管理の価値を否定しませんが，そのようなアプローチは有害だと思っています。それは僕に起こる危機の内容が危険で不可解であることを示唆するだけではなく，僕自身をそれから引き離そうとするものだからです。これが，僕には承服できません。

　僕は，同じような危機を体験する人もそう感じていると思うのです。それらは僕らの一部なんです。僕らは自分たちの洞察を人生に組み込みたいんです。それを保護するための包装紙に包み込んで，こっそりと持ち運びたいんじゃないんですよ。　　　ピーター・キャンベル〈51〉

第3部

何が支援となるのか

第3部の序論

　第2部ではそれぞれ個人の問題がどのように発生し，相互に影響を及ぼしている要因の組み合わせによって，どのように維持されるかについて述べた。すべての人が自分の体験を苦痛であると感じるとは限らないが，この第3部では支援を必要とする人々を対象に，どのような支援の形態があり，提供されるべきかについて述べる。まず最初に，自分にいったい何が起きているのか，何が原因となり，何がそれを継続させているかを理解するための機会が必要となるであろう。同時に友人や家族，コミュニティからの支援が必要となる。これが，自助努力と共に，ここで述べる最初のタイプの支援である。その上で，専門家による支援（時には「治療」とも呼ばれる）にはどのようなものがあるかについて述べる。この章では，メンタルヘルスの領域で働く人々が提供できる実際的な，そして感情面の不可欠な支援について述べる。それは，人々がそれぞれの個人的なゴールに到達することに焦点を当てたものである。さらに，心理的な，また会話を基盤としたセラピーについて触れる。近年，心理学者たちはこれらのアプローチを発展させ，それを評価することに多大なエネルギーを注いできた。そしてそれは，精神病に対応するサービスのやり方に革命をもたらす可能性を秘めている。そして最後に，投薬治療についての賛否と，それをどのように異なった方法で使うことができるかについて考察する。

第8章

問題をめぐる共通理解に到達すること

キーポイント

▶ 心理学者は,「フォーミュレーション」を作り上げるために,人々と協働で取り組む。この取り組みは,共通理解,主要な問題の描写,そして,何が助けとなり得るかについてのものである。

▶ フォーミュレーションには,原因となり得るもの,引き金となった可能性があるもの,何が問題を持続させているかについての考察,そして,その人が持つ長所や資源についての概要を含めていく。

▶ フォーミュレーションは,何が助けとなり得るかを提案する上で有益なものとなる。

　何が支援となり得るかを決める前に,苦痛となる声や妄想的な思いを体験する人は,それをどのように理解するべきかを知りたいことだろう。それがどのように始まったのか,何が続けさせるのか,また何がそれほど苦悩となるか,などである。

フォーミュレーション

　フォーミュレーションとは,何が起きているのか意味を理解し,解釈する1つの方法である。フォーミュレーションは,たいてい要旨を記述したり図を描いたりする形式をとる。これらは,専門家とサービス利用者とが協働して取り組みながら作り上げるのである。フォーミュレーションとは次のようなものである。

1. フォーミュレーションは，その人の主要な問題を要約する。
2. 問題がどのように相互に関連しているかの説明を提供する。たとえば，第7章のダンの物語（p.60）のように，悪循環が続いていると見ることもできる。この過程で用いられる心理学的なモデル（理論）をここで利用することは有効である。
3. 困難な体験に何が導いたのか，また，なぜ「今，ここで」なのかについての説明を提案する。
4. 頼ることのできる自分の独自の強みは何かを含めて，何が助けとなり得るか，を提案する。
5. 常に，当面の「最良の推察」であり，改訂や再論述の機会を有する。
6. 協働で作り上げたものであり，両者（専門家とサービス利用者）によって同意されたものである。
7. 多くの専門分野にわたるチームが関係している場合には，このフォーミュレーションがその人の全体的なケアプランを示すことになる[1]。

　このような論述は，ある人の人生における出来事や関係性，社会的な状況，その人の現在の体験や苦悩を探索するものである。フォーミュレーションは診断とは異なり，その苦悩の体験がいかに極端，または異常で，抗し難いものであるとしても「あるレベルですべてつじつまが合う」という前提を基盤としている[2]。困難を体験している人は，専門家と共に仮説，あるいはできる限りの推測をするように試みる。たとえばそれは，その人の人生体験の文脈から，声がどのように現れてきたのか，それをどのように解釈するのか，などを検討することである。これによって，その先に進む最良の道筋が見つかるかもしれない[3]。

　ある状況において，「フォーミュレーション」は，個人についての詳細を提供する「診断」に伴う描写を意味することもある。しかし，ここで利用されるフォーミュレーションは，診断の代わりとしてのものである。近年の専門的な指針では，これが臨床心理士が使用すべき用法であることを提起している（少なくとも臨床的実践においては，である。ところが支援方法を画策するためには，何らかの分類法が必要とされるだ

ろう）⟨4⟩。簡単に説明すると，なぜ人が声を聞いたり，異常な信条を持ったり，妄想を体験するかについて，心理学的理論とエビデンスに沿って，ほぼ完結した説明を展開することができれば，「彼らは統合失調症も併発している」という余分な説明は必要ない，と臨床心理士たちは論じているということである。実際のところ，これはいずれにしても説明であるとは言えない。メンタルヘルスにおける診断とは，これまでに述べたように，体験の説明ではなく実は分類の過程であるために，その意味においても診断の有用性には疑問が呈されているのだ。臨床心理士であるリチャード・ベンタル教授によれば，「いったんこれらの症状（誰かが訴える体験や問題）が説明されれば，その影に控えている疾病などはない。訴えられている症状があるのみだ」⟨5⟩。心理学者の中には，私たちが一般的に言う「不快感」とか「症状」というものの多くは，その時には欠くことのできない生き残りの戦略ではあるものの，やがて有用性をなくしてしまったものである，と考える者もいる⟨6⟩。フォーミュレーションは，それを解釈するのに役立つだろう。

エレノアの物語

私の転機は，新しい精神科医のパット・ブラッケンに紹介されたときでした。一番最初に会ったとき，ブラッケン医師は「やあエレノア，はじめまして。あなた自身のことについて少し話してくれますか？」と言いました。それで彼を見て，「エレノアです。私は統合失調症なんです」とだけ言いました。すると彼は，穏やかなアイルランド訛りで，すごく迫力のあることを言ったんです。「他の人が何と言ったかじゃなくて，あなた自身のことを知りたいんですよ」って。人生の物語を持った一人の人間として自分のことを見てもらえる機会は，これが初めてでした。脳の化学物質が異常で生物学的に欠陥のある，遺伝的に決定された統合失調症患者で，自分で回復する力のない人間，というんじゃなくてね。以前には，回復する可能性があるから癌のほうがましだ，と精神科医に言われたこともあったんです。パット・ブラッケンはそれよりずっと，ずっと思いやりがありました。それに彼は幻聴について

は話しませんでした。声を聞くことや，妄想ではなくて奇妙な思い込み，偏執症ではなくて不安について話をしてくれたんです。恐ろしく機械的で臨床的な言葉使いではなくて，普通の言葉で，普通の体験として表現してくれました…私には，体験を通してずっと，支配的な声が聞こえていました。その声には名前があって，アイデンティティがありました。それには肉体があり，策略者ですごく奇怪な姿をしていました。典型的なホラー映画の登場人物でした。

　私はだんだん，それが悪霊であること，でも私の個人的な悪霊であることを理解していきました。誰にも個人的な悪霊がありますが，私の悪霊の要素というのは自分のイメージの中の容認できないもの，自分の影の部分でした。そのため，それが影のような存在だったのは当然でした。それはいつも精神病の幻覚だと片づけられていたけれど，その肉体的な特徴も意味のあるものだったんです。私にとって回復の唯一の道は，その醜さが過剰なものであることを学ぶことでした。それが表していた侮蔑や憎しみというのは，私が自分自身をどう感じているかを反映したものでした。それはきっと私自身の不安感と自信のなさの現れだったんですね。その存在には意味があったから，それが自分に当てはまっていて，注意を払わなくてはいけなくて，真剣に考える必要があったのだと思います。それが言うことは，私が自分自身について感じていることの強力な供述でした。その意味では，その人物像を脱構築する方法を学んで何が当てはまり，何が役に立たないかを知ることで，それを自分に関連させることができるのです。それにはもっともな，個人的な意味づけがたくさんあって，私が取り組まなくてはいけない人生の課題について，すごく効果的なことを言ってきます。それには子どものころの虐待や，大人になって受けた不正や災難も含まれます。聞こえる声は隠喩的なものが多く，比喩的な言い方に秘められた本当の意味を見つけたり，自分に当てはまるものを探したりしなくてはいけないので，なかなか難しいことです。たとえば，それが切断とか死について暴力的な言い方をするときは，私はそれをバロメーターとして受け取り，自分に対するケアをしっかりとして，自分の必要性に目を向ける必要があると理解するようにしています。こう言うと奇想天外に聞こえますが，私が対応しなくてはいけない葛藤

への洞察を与えてくれるので，それが役立つんです。

　とても長い時間がかかりましたが，私は自分の悪霊を追い出せる地点にたどり着きました。それはまだその辺にいます。それは決して去ってしまうことはなく，居続けるでしょう。でも，もうそれには私に打撃を与える力はありません。今は自分自身の声を聞いているという意味で，それに耳を傾けます。その存在を大災害とは感じません。母が強いストレスを感じるとひどい頭痛がするように，強いストレスを感じると，私には声が聞こえるんです。今はそれに敬意を払っていますし，向こうも私に敬意を払っているように思います。基本的にこのことは，もっと思いやりがあって，共感できる，そして寛大な姿勢を自分自身に示すことを意味しているんだと思います。　　エレノア・ロングデン〈7〉

　フォーミュレーションを作り上げる際には，下記の質問が専門家と当事者の双方が一緒に考えるときに役に立つものとなるだろう〈8〉。

1. 問題は何か？　問題に対する共通理解が不可欠なものであり，その理解はその人の日常的な言語で表現されるべきである。たとえば，「他の人が私をじろじろ見るのでとてもうろたえてしまいます。そして私について悪いことを考えているのではないかと心配です」。一番苦痛に感じられることは何か？　問題が生活にどのような影響を与えたり，したいことをできなくさせたりするか？
2. 何が，問題が生じることに関与したのだろうか？　例を挙げると，小児期に放置されたり批判された体験は，「自分は役に立たない」，あるいは「自分はできそこないだ」という非常に否定的で，深く根ざした自己像を抱くきっかけとなることがある。出来事や状況から受け取る個人的な意味は何だったのか？　また，その影響は何だったのか？たとえば，虐待は恥や罪の意識を残したかもしれない。また家庭内暴力は自分の無能さや逃げ場のなさを確信させたかもしれない。貧困は，除外され価値のない者と感じさせたかもしれない。人によっては，ことに問題を病気と結びつけて考える人は，遺伝的な素因の役割につい

て思いをめぐらすことだろう。2人の参加者による，体験を理解しようとする会話を通して，これらすべての考えが進展していくであろう。
3. 何が問題を引き起こし，そして何が実際の引き金になったのか？　例としては，「悲しくなるといつも，声が聞こえるんです。これはたったひとりでいるときによくあります」などが考えられる。
4. 何が問題を継続させるのか？　これは考え方（例：「他の人が自分を裁くのは当然だ」），行動（例：「外に出るのは避ける」「外に出たときには頭を下げて人を見ないようにする」），そして，他の人と交流する際に困難なパターンに落ち込みがちになる，などがあるだろう。
5. どのような強みや資質を持っているか？　どのような個人的な資質，社会的な資質が，その人を保護し，問題が増長するのを押さえているのだろうか？　例を挙げれば，不安感にもめげずに外出する勇気のあることや，偏った判断をしない友人たちとの支援関係かもしれない。どのようにしたら，このような強みを補強し，拡充することができるだろうか？

次に，フォーミュレーションの一例を示す。

フォーミュレーションの一例

ジェインは20歳で，批判的で敵意に満ちた声を聞くようになりました。彼女に診断が下されるとすれば，十中八九，精神病あるいは統合失調症とされたでしょう。その代わりに，数週間あるいは数か月にわたってジェインと一緒に発展させたフォーミュレーションは，以下のようなものとなる⟨9⟩。

あなたは8歳のときに父親が亡くなるまで，幸福な子ども時代を送りましたね。子どものとき，母親の幸せに強い責任を感じて，自分の悲しみを押しやったのでした。その後母親が再婚して，継父があなたを虐待し始めたとき，誰かに真実を話して母親の結婚を壊してしまうことはできないと感じました。あなたはできるだけ早く家を離れ，ある店で仕事を見つけたのですね。ところが，店主に対応するのがだん

だん難しくなりました。なぜならその人の弱い者いじめの行動が、継父のことを思い出させたからです。それで仕事をやめ、一日中アパートにいることになりましたが、埋もれていた感情を抑えることができなくなってきました。ある日、男の声があなたは淫らで邪悪だと言うのが聞こえました。この声は、虐待されたときにあなたが感じた思いを表現していて、継父があなたに言ったことを思い出させるようでした。過去の出来事が自分を追いかけてきて、さまざまな感情が表面に浮かび上がり、毎日の生活が耐えられなくなっていきました。このようなことにもかかわらず、あなたには知的能力や決意、自己認識があって、過去にきちんと相対することのできなかった感情を再訪問する必要性を認めたのですね。あなたには、このようなときに支援してくれる友人もいます。

　この例においては、問題がどのように始まり、時と共に発展していったのかに焦点が当てられている（心理学では「発展的フォーミュレーション（developmental formulation）」と呼ぶ）。第7章における例（ダンの物語：p.60）では、現在、問題をはびこらせているものについて詳細に描写している。これを心理学では「継続的フォーミュレーション（maintenance formulation）」と呼ぶ。

何が支援となり得るかを判断すること

　次の項では、自分たちでできることやお互いに支援し合う方法、さらに専門家によるさまざまな支援形態など、どのような支援が提供されうるかについて説明する。その中には会話を基盤としたアプローチ（心理療法）が含まれる。これはNICE（英国国立医療技術評価機構）が精神病を体験したすべての人に提供することを推奨しているものである。ここで、自らの体験や独特の思い込みというものに直接的に焦点を合わせるということを、少なくとも当初は、すべての人が役立つと感じるわけ

ではないことを断っておきたい。たとえば，気分を向上させることや仕事を手に入れること，または今持っている強みをさらに発展させることなど，人生の他の側面に焦点を合わせるほうがよいと感じる人もいる。どのようなものが提供されているかを知った時点で，何が助けとなるかは当事者が一番よく判断できるはずであり，この選択は専門家がするのではなく，できる限り当事者が選択することが重要になる。さらに，何が最も助けになるかを判断するには，いろいろ試してみる必要もあるだろう。

　支援のタイプは大まかに4種類に分類され，続く以下の章ではそれぞれについて検討する。

- 自助，あるいは友人，家族，コミュニティによるもの（第9章）
- 個人的な目標を達成し，困難を克服することを目的としたサービスからの支援（第10章）
- 会話を基盤としたアプローチあるいは心理学的支援（第11章）
- 投薬治療（第12章）

第9章

自助,あるいは友人,家族,コミュニティによる支援

キーポイント

▶専門的な支援は有益ではあるが,多くの場合,家族,コミュニティのような人間関係のネットワークが,助けや支援の最も重要な源となる。

▶専門家の有益な役割は,友人,家族,そして自助グループが人々を支援するのをサポートすることである。

▶「サービス利用者やサバイバー」による積極的な活動が存在しており,これは支援のコミュニティやキャンペーンのフォーラムを提供する。

序 論

　コミュニティとは,私たちの周辺に既にあるか,この先発展していく人間関係のネットワークだが,多くの人々にとってこれが最も重要な支援の資源となる。ところが,専門家の提供する「治療」のほうに焦点が当てられて,この点がしばしば見逃されている。人々の困難がどのような性質のものであれ,すべての人間にとって必要となるものが最も重要なものなのだ。それは支えてくれる人間関係,快適な住居,絶え間なく続く金銭面の問題,その他の心配事からの解放,楽しく意義のある活動,コミュニティの中で認められた役割などであろう。これらのことは多くの場合,自分たちの困難についてではなく,強みや可能性のほうに注意を向ける助けとなる。

　メンタルヘルス財団法人による生活計画プロジェクトでは,メンタル

ヘルスの問題を抱える人々に，何が最も役立つかについての調査を行った⑴。この調査は，最も助けとなるものは「治療」ではなく，ごく日常的なものであることを明らかにしたという意味で，平凡ではあるが革新的なものであった。専門家やセラピストとの関係は有効ではあるが，もっと大切になるのは友人や家族，サービスを利用する人たち，つまり最も多くの時間を一緒に過ごす人たちとの関係である。投薬治療も有効かもしれないが，それと同じく穏やかな気分になったり，前向きな考え方をする方法や，宗教的，あるいは霊的な信条，健康と健全さを増進させる生活スタイルを見つけることも有効である。人々が選択し，探し求める基盤にあるものは，以下に示すニーズであると考えられる。

- 容認されること
- 分かち合える体験や，共有できるアイデンティティ
- 感情的な支援,「そこにいてくれること」
- 生きていく理由
- 意味と目的を見出すこと
- 心の平安とくつろぎ
- 主導権と選択肢を持つこと
- 安心と安全
- 楽しみ

友人や家族からの支援

　援助の形態としては，友人や家族からの支援が多くの場合最も重要なものとなる。「精神疾患再考」⑵という組織は，メンタルヘルスサービス利用者に対して，友人や家族のメンバーからの支援が最良の援助になる理由について調査を行った。最も重要なものは次に示すような事柄である。

- 容認：親愛と支援の気持ちを示すこと，その人の視点や意見を尊重すること。
- 学習：その人が体験していることについて学び，どのように手助けができるかを学ぶこと。
- 調停：受診する際に友人や親戚が付き添い，メンタルヘルスのスタッフとの間をとりなし，必要な場合にはその人の援護者として振る舞うこと。
- 症状が悪化した後に，再び自立するのを手助けすること：外出や自助グループへの参加，自立した生活を励ましたりすること。
- 忍耐：その人自身のペースでことを進める必要があるため。
- 自立と援助とのバランスをとること：極端なものは両方とも害を及ぼすことがある。自立は孤立に結びつくかもしれず，一方，援助は「病人」の役割にはまり込んだままになる可能性がある。
- 人生の喜びを忘れないこと：一緒に外出してごく普通のことをするのは，回復に大きな違いを生み出す。
- 家族のメンバーは自分たち自身のニーズも満たす必要がある：自らがストレスを感じているときには，他の誰かを支援するのは難しい。

● サービスは友人や家族をどのように支援できるか

　人間関係は時に困難でストレスともなるが，ほとんどの人にとって，たとえ一人暮らしの場合であっても，助けと援助の主要な源は友人や家族である。このような人々は「世話をする人」とも言われるが，この用語がこの場合適切かどうかについては議論の余地があるだろう〈3〉。

　友人や家族はどのように手助けをしてよいのかわからない場合も多い。支援することはもどかしく，難しいこともあるだろう。たとえば，大切な人が引きこもっていたり，体験の中に迷い込んでいたり，厄介で引っかき回すような振る舞いをするときなどである。誰かが危機を体験することに通じる，ストレスの高い出来事は，多くの場合家族全体を巻き込むため，全員がさらに多くのストレスを抱えることになる。友人や家族は，支援しようと努力するものの，時として批判的に，あるいは明

らかに敵対的に振る舞う場合もあるし，または，まるで相手が子どもであるかのように世話を焼くことで対応する場合もある。このような反応は，理解できることであり，短期的には有効な場合もある（研究者はこれを「過剰な感情的介入」と呼ぶことがある）。ところが，長期的に見るとこれは効果的とは言えず，誰もが疲弊してしまうことになる。このような姿勢はどちらも（すなわち批判的であったり過度に介入すること）は，「過度に表出された感情」と見なされ，度が過ぎれば，その成果は質の低いものになる⑷。ところが反対に，友人や親類が自宅で穏やかでくつろいだ雰囲気を維持することができれば，回復に大きな違いを生み出すものになる。

家族や友人はどう支援できるか

家族や友人なしに，とても自分の体験（精神病のエピソードと入院した期間）を乗り越えることはできなかったと思います。兄は自分も具合が悪かったのに，私が病んでいるのを見て両親の家に連れ帰ってくれました。私たちは家に向かう地下鉄の中で非現実的な体験を共有しました。私は兄に，職場の人たちは魔女で，魔除けをしてもらわなくちゃいけない，と話したんです。兄はもっとものように頷いて，「そうだね，ジェン」と言ってくれました。両親は近所の一般医に私を連れて行き，それから病院へ行きました。私が恐怖に駆られて病棟を走り回ったときも，3日たって正気に戻って「私，ちょっと変だったと思う」と言ったときも，両親はそこにいてくれました。母はベッドに腰掛けて私を抱きしめてくれました。私のボーイフレンドは，私の頭がとんでもない考えでぐるぐる廻っている間も手を握っていてくれました。私が正気に戻ったとき，兄はクラフト道具を持って来てくれました。そして一緒に兄のガールフレンドに送るカードを作りました。どこにいるのか，何が起こったかについては話さず，私たちは，カードを作るためにどの写真を切り取るかについて話し合いました。私は青空の写真のところで，兄を手伝いました。でも「手伝う」なんて大げさ過ぎますね！病院はよくわからない，奇妙なところでした。来てくれる人がいたので落ち込まずに，もうすぐ家に帰るのだと考えることができました。見

慣れないコンクリートの建物を訪問して，しなくてもいい見舞いに来るのはきっとたいへんなことだったと思います。でも，それが私にとってすごくかけがえのないことでした。だってまったく普通じゃない場所に，普通の生活が流れ込んできたということですもの。その関係やつながりは，私がリジリエンスを発揮するのを助けてくれました。精神病のエピソードを体験しているときは，すべてのものがつながっていて，全員を染め上げているように感じました。でも後になって，本当に大切だったのは私の周りの親しい人たちとのつながりだったことがわかりました。私はあの時期を通して，そして今後もずっと，周りの大切な人たちがくれた暖かさや寛容さ，そして友情に一生感謝を捧げたいのです。もしあなたの大切な人が病院に入らなくてはならなくなったら，どうか訪問してあげてください。あなたがそこにいることが，すごく大きな違いを生み出すんです。何と言ったらよいかわからない，と心配しないでください。何を言ってもいいし，何も言わなくてもいいんです。「どんな具合？」と聞いてあげてください。最近見た映画のこと，猫のこと，湯沸かし器がぶっ壊れそうなこと，などについて話してください。何でもいいんです，ただ困難なときを共有する気持ちを見せてください。どんなに難しく見えても，そのことがあらゆる状況に命の息を吹き込んでくれるんです。

ジェン〈5〉

　精神疾患を体験する当事者だけにではなく，その友人や家族にも支援を提供することは重要である。声や異常な信条に苦しむ人を支えようとするにはたいへんなストレスがかかり，混乱は免れない。そのため友人や家族には支援を求める当然の権利がある〈6〉。

　本人が身内の者とも個人情報を共有したくない場合でも，そのような人が体験する問題や何が助けとなり得るか（たとえば，この報告書など），あるいは地元でどのような支援を受けられるか，などについて一般的な情報をサービス側は提供することができる〈7〉。サービス内で働くスタッフ全員は，友人や家族と協力する方法についての訓練を受けるべきである〈8〉。

● 家族ミーティング（「家族介入」とも呼ばれる）

　特に家族を支援する訓練を受けた専門家とミーティングを重ねることは，多くの家族が役に立つと感じている。臨床心理士たちは，この「家族介入」の発展および評価に第一線で取り組んでいる。時に個人的なセラピーや投薬のような，いわゆる「治療」よりも，こちらのほうが有効だと感じる人も多い⟨9⟩⟨10⟩⟨11⟩。NICE では，精神疾患の診断を受けた人は皆「家族介入」を利用することを薦めている⟨12⟩。しかし，残念なことにその機会はまだまだ限られているのが現状である⟨13⟩。ミーティングの目的としては，次のようなものが挙げられる。

- 当事者が自分の体験をどのように理解しているか，家族や友人にどのように手助けしてほしいかを説明する機会を提供すること。
- 何か起きているか，またそれは関係するすべての人々にどのような影響を与えるかについて，共通理解を作り上げていくこと。
- 問題を当事者から切り離し，問題がその人の責任ではないことを家族のメンバーが理解できるよう支援すること。
- 「悪循環」が起こっていないかを探索する。たとえば，家族の者が引きこもったり，自分の面倒をきちんとみていないときには，周囲の人間のストレスが高まるかもしれない。それは批判的な態度につながり，その非難によって当人の緊張度はさらに高まるだろう。そのことで体験の強度が増し，周りの者がさらにストレスをつのらせてしまう。
- 過剰な介入が生じていないか，もしそれがあるとすればなぜ起こるのか，を探求し関係性の改善を図り，批判や敵意と理解されることを低減する。
- 双方の強みを認め合う。
- 問題への解決策を模索し，建設的な解決方法について協議する。
- コーピング方法や実際的な問題をやり過ごす方策を，一緒になって考案する。
- お互いの役割を調整し，友人や周囲の者が自らの生活を続けながら，どのように支援できるかを協議する。

支援する家族

とてもよく理解してもらったと感じました。家ではお互いのことをわかっていなかったので，ある意味では私と息子のジャックに共感してくれる人が2人いることは，とてつもなく素晴らしいことでした。

ジャックの母親〈14〉

家族療法はケアサービスと家族を結ぶ本当に大切なものでした。深刻な精神病を患う兄の面倒をみるという困難と挑戦を理解することで，私たちは家族として成長したと思います。とても教育的だったので，精神病の意味も学びました。家族療法の中で一番大切だったことは，振り返って見つめることと，決めつけないで聞くことでした。それが家族療法で一番素敵なことでした。決めつけることなしに，違いを受け入れられるんです。

ファリ

家族以外のグループでこのような話し合いを持つのも助けになることがある。たとえば，同じような会話を友人や，アパートをシェアする同居者や職場の同僚としたいと思う人もいることだろう。自らの体験にとても苦しんだ結果，支援付きの住居で生活するような少数の人々にとっては，地元のメンタルヘルスチームからの協力を得て，支援をするスタッフとミーティングを持つことが有効であるかもしれない。

メンタルヘルスサービスによっては，「患者と見なされる人」（IP：Identified Patient）が，家族のメンバーが理解し，斟酌（しんしゃく）すべき疾患を病んでいる，という伝統的な考えを基盤として家族ミーティングを進めていくこともある。一方で，問題の性質や原因について，また何が支援となり得るかについて，人々は異なる信条を持つものだ，という地点からミーティングを始めるサービスもある。このようなミーティングの目的は，関係するすべての人が受け入れることができるような問題の理解に到達し，その理解をその先へ向かう計画を練るために利用することなのである〈15〉。その中で最も非指示的なアプローチが，フィンランドから始まって英国で広がりつつある「オープン・ダイアログ」と呼ばれるものである〈16〉〈17〉。このアプローチに基づくサービス

では，人の紹介を受けるとすぐに，その機関で働くスタッフが定期的なミーティングの場を設ける許可を求める。このミーティングには，メンタルヘルススタッフ，当事者本人，家族や雇用者，隣人や友人といった人々を含めることができる。このミーティングは，関係するすべての人が，互いの話を聞く機会を提供し，いったい何が起こっているのかについての相互理解を尊重するものである。すべての決定事項はミーティングの場で決められる。このようなサービスにおいては，神経弛緩薬の投与を受けるのは3分の1以下であることが報告されている。このアプローチに対するランダム化比較試験（研究における「金本位制」と呼ばれることもある）はまだ行われていないが，「症状」やサービスの利用度の減少を基準とした回復と，職場に戻ることなどの「社会的」回復の率も高いように見える〈18〉。

自助と相互支援

セルフヘルプはあなたを救う，セルフヘルプは落ち着かせてくれる
そっと取り外すための大切な場所を用意してくれる
長い間言わずにおいた思いを
失意と怒り，恐怖に閉じ込めておいた思いを
傷モノの私を，誰が認めてくれるだろうか？
会話はどれも私を置き去りにするだろうか？
こんなにも友人を必要としているのに
誰が耳を傾け，共感してくれるのか
そして回復へと導いてくれるのか。　　　　　ジーン・ケイヴ〈19〉

妄想や苦悩に満ちた声を聞く体験をする人々が，自分たち自身やお互いを支援する方法には，さまざまなものがある。孤立していると感じるのは，苦脳の体験と苦闘する人々にとって深刻なストレス源となる。自助グループや他の同じような場で同様の体験を持つ人々に会うことは，

孤立感を軽減し，何が役に立つかをお互いに学ぶ機会を生み出す。

> 自分の違ったところも含めて，丸ごとの人間として受け入れてもらうのが必須のことなんだ。
> それは，サービス内ではなく，同じ苦悩を生き抜く人々の間で見つけることのできるものなんだ。　　　　　　　ピーター・キャンベル〈20〉

　独立に運営されている自助グループもあるが，メンタルヘルスで仕事をする人々が手助けしたり協力しているグループもある。その場合，職員が設立する役割を担い，裏側で支援を提供し，グループがメンバーの手によって運営できるようになったときには，任せていくことが多い〈21〉。
　個人が集まり，他の人々のために自助を目的とした資料を作り上げ，自らの体験や自分が利用した役に立つ対策を分け合うこともある。これらの例は，この報告書の末尾にある参考資料として挙げた（訳注：本資料は英文のサイトのため本書には掲載せず，北大路書房のホームページで閲覧できるようにした）。

● ネットワーク「声が聞こえる」
　ネットワーク「声が聞こえる」（HVN）〈22〉は，「声を聞いたり，幻想を見たり，独特の知覚を持つ人々」のための自助グループのネットワークである。この組織はオランダの精神科医であるマリウス・ロムと同僚のサンドラ・エッシャーによって始められた。HVNは，それぞれが自らの体験について異なる考えを持っている，という認識を基盤としている。英国には180を越えるグループがあり，定期的に集まって自由に語り，お互いに支え合う機会を提供している。HVNは国際的にも活動を続けている〈23〉。

> 私は長年の間，奇妙な孤立した気泡の中で，自分は他とは違う存在だと思って暮らしてきました。ところが，自分と同じような人が他にもいることを理解したのです。　　　　　　　ルース　HVNメンバー〈24〉

　私は声を聞く人々の自助グループに参加して，他の人々と会いました。そこでお互いの体験を分かち合い，どう対処するかについて意見交換をしました。
　そこでは，普通の病院だったら一斉に隔離されてしまうような，奇想天外な会話が交わされていました。
　そこで私は自分の体験を医学的な疾病とは見ないで，私という人間の一部として見てくれる人々と出会いました。私は，自分が一生続く脳の疾病を持った人間だと考えるのはやめて，小児期の性的虐待を生き抜き，時代遅れの医療モデルに基づいた現行のシステムを変えようとしている活動家だと思うことにしました。　　　サリー・エドワーズ

● 補完的アプローチ

　マッサージやヨガ，運動のような補完的治療を用いた正式な試行はほとんどない。ところが多くの人々が，このような治療は，メンタルヘルスの危機的な状況の中で，しばしばその原因となる高いレベルのストレスや興奮などを軽減するのに役立つと述べている。

> 健康を増進させるためには，リラックスする方法を学ぶ必要がありました。ヨガと瞑想をほんの数か月やってみたんですが，誰もが，本当に一人残らず，違いに気づくほどでした。　　　　　ドリー・セン〈25〉

● ピアサポート

　ピアサポートとは，メンタルヘルスサービスを利用する人々が，相互に支援することを意味する用語である〈26〉。
　ピアサポートには，3つのタイプがある〈27〉。

- 非公式に，自然に生じるピアサポート（たとえば，同じ病棟にいる患者同士など）
- サービス利用者が運営するグループやプログラム
- サービス利用者が支払いを受けてサービスの提供を行うもの（公式なピアサポート）

　第一のタイプが最も一般的で，病院や他のメンタルヘルスサービスで有益であることが明らかになっている⟨28⟩⟨29⟩。第二のタイプである自助グループについては既に説明した。第三のタイプは主流のメンタルヘルスサービスの中で，サービス利用者をピアサポートの働き手として雇用するというものだが，英国のメンタルヘルスサービス内で一般的に利用されるようになってきており，NICEもこのタイプを考慮することを薦めている⟨30⟩。ピアサポートの働き手は自らの体験を分かち合い，共感を持った相互関係を提供することで励ましや希望を与えることができる。調査結果によれば，支援を受ける側，支援を提供する側，そしてサービス全体のすべてが恩恵を受けることができる⟨31⟩⟨32⟩⟨33⟩⟨34⟩。

ピアサポート

私たちは組織に対してスタッフの根本的な変換を提案したい。その提案とは，適切な訓練と支援を受けた「職業人としての当事者」が，ケアの50％ほどを占めることを目的とする，というものである。

　　　　　　　　　　　　　　　　　　　メンタルヘルスセンター⟨35⟩

私は生涯を通して精神的苦痛を感じていて，その体験は苦しいもの，あるいは，恥ずべきものだとしか考えられませんでした。専門家の前に座っている間，その限りない思いやりにもかかわらず，この人たちには私の頭の中で起きていること，それがどのように私の人生に影響を与えているか，は理解できないだろうと考えている自分がいました。この仕事で一番よかったことは，自分のどんな断面さえも隠さなくてもいいことでした。私自身にとって，この仕事はどのカウンセリング

のセッションよりも，そしてどの医師やどの薬よりも役に立ったんです。自分が乗り越えてきたことが，建設的な方法で利用されることになったんです。私は体験と和解し，それから学びました。そして長い時間を経て初めて，自分が決して変わらないことを確信したんです。

エマ・ワトソン　ピアサポート従事者〈36〉

● リカバリー・カレッジ（支援提供のための教育的アプローチ）

　このリカバリー・カレッジとは，新しいアプローチである。臨床医が治療を提供する従来のアプローチに対して，リカバリー・カレッジは教育的なアプローチを提供する。その目的は，人々が自分の安らぎを増進させ，回復への主導権を握り，希望や望みを達成することである。専門家は，実際の体験という専門性を持つ人々と協働して，さまざまなプログラムを計画し，実施していく。これらのプログラムはサービス利用者やその家族，友人，またはスタッフに向けて公開されている〈37〉〈38〉。

従来のサービスとリカバリー・カレッジとの違い

従来の治療モデル	回復を目指す教育的アプローチ
人々は患者である	人々は学習者である
問題や症状に焦点を当てる	強み，才能，資質に焦点を当てる
処方：セラピーの内容は専門家によって選択，処方され，専門家によって提供される。「必要な治療はこれだ」	選択：学習者はどのプログラムが役に立つかを決め，自分のケアの専門家となる。「どのプログラムに興味があるか？」
専門家による評価と照会	登録／入学と個人的な学習プランを協働で作成する
専門家（セラピスト）と非専門家（患者）とのアンバランスな力関係が存在する	ピア訓練者と従来の資格を持つ専門家は，学習者が自身の回復への道を見つけ出すよう指導する
退院許可と評価	修了証と卒業

リカバリー・カレッジのコースは評価が高く，人々の健康と回復を支援するのに有益であるという初期的なエビデンスが挙がっている〈39〉〈40〉〈41〉〈42〉。

> これは，メンタルヘルスで始まった一番よいことです。回復ということを，サービス利用者の管理に戻したからです。
> ダイアナ・バーン　ヘイスティングス＆ロザー・リカバリー・カレッジ　ピアトレーナー〈43〉

● **当事者／サバイバー運動**

近年急速に増加しているのは，当事者またはサバイバーと広く呼ばれる視点から，自分たちの体験を描写し，それについて考えを深めていくための出版物である〈44〉。

このような文書に書き表される主要なテーマには次のようなものが見受けられる。

- 体験の性質や意味をめぐる異なる意見
- 「精神病」的な体験を難関としてだけでなく利点とする見方
- 「狂気」と創造性，そして霊性とのつながり
- メンタルヘルスサービスにおける，人間性に欠けると感じられる側面

近年では独立した当事者／サバイバーグループが数多く活躍しており，独自のサービスを提供したり，主流のメンタルヘルスサービスに貢献する形で，革新的なアプローチを先頭に立って紹介していることが多い。2007年には，NSUN（全国サバイバーネットワーク）が創立された〈45〉。これはサービス利用者による独立の慈善組織であり，メンタルヘルスの悩みを抱える人々をつなぐことで，政策やサービスの立案により強い声を届けようとするものである。

第10章

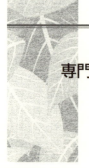

専門家による実際面および情緒面の支援

キーポイント

▶熟練した専門的な支援は大きな違いをもたらすが，従事者は体験を理解するための異なる方法にも耳を傾ける必要がある。

▶早期に助けを求めることは，大きな違いをもたらす。

▶仕事や雇用，手当，住居，人間関係などの実際的な支援を含めた情緒面の支援は，時に，「症状」に向けた支援と同程度に重要なものである。

▶主に疾患の再発としてのクライシスに対応する施設ではなく，本報告書で述べたような心理的アプローチを基盤としたクライシスに対応する施設が，早急に必要とされている。

▶ここで述べたようなアプローチをサービスに組み込むことができれば，メンタルヘルス法による強制入院の必要性も減少するだろう。英国心理学会は，人を拘束する判断は，どのような精神科診断がなされているかということよりも，その人が妥当な判断ができるかどうか（能力）を基盤とすべきである，と説いている。

序論　サービスは何のためのものか

　本章では，サービスが提供するものの中で，多くの場合最も重要となる実際的な，そして情緒的な助けや支援について述べる。従来，メンタルヘルスサービスは，声や妄想といった「症状」を軽減することに焦点を絞ってきた。しかし，これまで説明したように，すべての人が体験を苦悩と感じるわけでもなく，またそれを症状として理解するわけでもない。

メンタルヘルスに従事する人々が，体験についての異なった解釈に耳を傾け，人々が問題を疾病としてみることを強要しない姿勢が重要である。この単純な変化が，現行のメンタルヘルスサービスに，深遠で変容をもたらす影響を与えることだろう。

　近年では，体験が継続するか否かにかかわらず，苦痛を軽減することや，人々が望む暮らし方を支援することに，対応の焦点が移っている。これは，往々にして「リカバリー」アプローチと呼ばれる。このアプローチは，リカバリーという用語が回復すべき疾病の存在を暗に示すため，適切ではないと感じる人もいて，議論の対象ともなっている。また，この用語が継続的なケアを必要とする人々に対する支援を打ち切る口実とされてしまった場合もあった。代替として「ウェルビーイング（良好な状態）」が提案されている[1]。とはいえ，リカバリー・アプローチは，多くのメンタルヘルスサービスに前向きな変革を引き起こしたのである[2][3]。それぞれの個人が，自分自身の強さ，そしてメンタルヘルスシステムの内外の人々からの支援をもとに，意味のある，満足できる生活を送る方法を，探し求めることが重要視される[4]。この最後の点が特に重要である。「回復」とは，手助けなしにやり遂げなくてもよいことなのだ[5]。継続的に無力感にとらわれるような問題を体験する人は多く，リカバリー・アプローチが支援を打ち切ったり，取り消したりする口実に使われるべきではない[6][7]。サービス側は，利用者が個人的に最も有益だと感じる方法で支援を提供する必要がある。この考え方は時に，「サービスは，上からではなく，手の届くところに」と表現される[8]。

> 　リカバリー，あるいはウェルビーイング・アプローチを採用することは，人々が常に異なるゴールを目指すことになるため，サービス組織内の文化に大きな変化が生じることを意味する。英国では，メンタルヘルスセンターがこのアプローチの代表的旗手となり[9][10]，「回復実践－組織変革（ImROC）」のプログラム[11]がメンタルヘルストラストの組織や実践を変革するのを支援している。
> 　WRAP（ウェルネス回復アクションプラン）のような，自己の回復とウェ

> ルビーイングを自分の管理下に置くためのツールが利用できるようになっている⟨12⟩。このツールの中には、人々が自身の強さや支援の資源を理解し、健全さを保てるように時間を調整し、メンタルヘルスの危機を警告する兆候について、またいかにして安全を保つかについて考え、病院に収容される場合にはどうありたいか、という「事前の要請」を書き留める方法などが提供されている。

基本的なニーズに的確に対応する

　抗し難い体験に耐えている人は、住居、生活資金や食物などの基本的ニーズに対する支援も必要とすることがある⟨13⟩。実際的な問題に対する支援は、時としてセラピーや投薬など、従来の「治療」と同じく、あるいはそれ以上に大切なものとなる。ある時点で、当事者が最も有益であると感じることを提供するため、サービスは十分に柔軟な対応を提供しなくてはならない。臨床心理士であるダニエル・フリーマン教授は、睡眠の欠如または質の低い睡眠がメンタルヘルスの危機に果たす重大な役割を指摘しており、睡眠を十分に取るための方法を提案している⟨14⟩⟨15⟩。クライシスは悪循環の結果起こることが多い。水や食べ物、睡眠が必要であっても、あまりに苦痛の度合いが強かったり、混乱していたり、ひどく興奮していたりして自分のニーズに対応できないために、体験が圧倒的なものになることがある。入院病棟などの危機的サービスは、まずこのようなニーズに対応する必要がある。

> 興味深いことに、メンタルヘルスの患者は、ごく基本的なことが欠けていることが多いのです。友人は、食べ物や飲み物を欠かしていたために混乱し、その結果何回も入院させられる羽目になったのですが、そのことは確認されないままだったことを、その友人と協力して見つけ出したことがありました。私の目から見れば、彼は「隔離が必要」な

状態だったのですが,食べたり飲んだりしたあとで普通に戻ったのを見たことがあります。 匿名

情緒面の支援

　苦悩に直面した際の介護や親切な行為,話を聞いてもらえること,情緒的に支援されることの重要性は,いくら強調してもし過ぎることはない。また多くの場合,これがスタッフが提供できる最も大切なものとなるのである。精神病棟における調査によれば,人々は「スタッフとの人間的な接触」に一番の価値を見出している〈16〉。研究者たちは,「対人的コミュニケーションの時間がほんの僅かであっても,それが共感を伴うアプローチに基づいている場合には,想像以上の力強い,前向きな効果を生み出す」と結論づけている。

サービスやスタッフはどのように支援することができるか

　私は自分の自己破壊の過程でも積極的だったのと同じように,回復の過程でも積極的な患者でした。でも,私をその過程に引き込んでくれたのはソーシャルワーカーのバーナデットで,彼女が私の回復を可能にしてくれたのです。

　どのようにしてか,ですか？　最初からバーナデットは私と協働でやりたい,ということをはっきり伝えてくれました。これは,ごまかしでできることじゃないんです。本当にそう思っていたから,私に伝わってきたんです。一緒にやり始めてからすぐに,町でバッタリ会いました。「会えて嬉しいわ」と彼女が言ってくれて,本当にそう思っているんだ,と私にはわかったんです。もうずっと以前の,そんな簡単なことを私がよく覚えているということ自体が,誠意というものがいかに効くものかを語っていますよね。

　でも彼女が何を言ったかだけが問題ではありません。彼女の振る舞いが何度も何度も言葉を補強してくれたんです。彼女は一度として予

約を間違えませんでした。最初の面談のとき，どういう形で会いたいか，と聞いてきました。よく覚えていますけど，病院で一日過ごした後で，断られたくなかったので答えるのをためらったのです。でもしつこく聞いてくるので，「あの，理想的には週に一度会いたいんですが…」と思い切って言ったんです。そして，すべてが崩れ落ちてくるのを待ちました。そうしたら，「ええ，いいですよ」とバーナデットが言ったんです。

　バーナデットの献身は，絶対ブレなかったし，完全に信用できました。入院していようが外にいようが，私がどこにいても毎週毎週会いに来てくれて，限りない忍耐力をもって，ものすごい時間を費やしてくれたんです。そのすべてが協働するのに必要な信頼のためには欠かせないものでした。

　バーナデットとの関係は，年と共にさまざまな段階を経てきました。ソーシャルサービスの大きな利点の1つは，その柔軟性にあります。最初は実際的な支援が必要だったけれど，後になって私が仕事に戻ると，バーナデットはその移行期に必要な支援をしっかりとしてくれました。本当に重要なことは，もう助けなしに歩けるからといって，杖を捨てていいということではないのを，バーナデットが理解していたことでした。

クレア・アラン〈17〉

　私の健康回復には快適な住居と社会的な支援が必要でした。やっと快適な住居が見つかり，手当の額が決まり，そして，父の介護が決まったところで，やっとストレスから解放されたことがわかるようになりました。このことは他のメンタルヘルスに問題を持つ人々を見て気づいたのですが，住居や家庭の状況が改善すればいいんです。退院し，小さなひどいアパートに入れられて，人との接触がなければ，絶対に再発すると誓ってもいいです。

ドリー・セン〈18〉

　私には，ただ誰かそこにいてくれる人が必要でした。当てになる，批判的ではなく，あれこれ指図をするのではなくて，ただそこにいて，恐ろしいけれど美しい，そして洞察に満ちた体験の意味するものの解釈を手助けしてくれる人が必要だったのです。

匿名〈19〉

病院にいる間…僕は真剣に注意深く聞いてもらえました。要望には早急に応じてもらえたし，敬意を持って扱われました。医師たちは僕をちゃんと見てくれたし，一人前の人間として扱われました。そして，自分の妄想をめぐって僕がひどく屈辱感を持っていることについて，とても思いやり深く接してくれました。看護師たちは，いつも管理的で支配的な態度をとることはなく，ほとんどは繊細で人間的な対応をしてくれました。病棟で働く人たちも僕の回復に重要な役割を果たしてくれました。

ピーター・チャドウィック[20]

就業と雇用

就業および教育は，しばしば非常に重要なものとなる。なすべきことのない人たちは，問題を繰り返し体験しがちである。私たちのアイデンティティというものは，報酬を受ける受けないにかかわらず，どのような仕事をするかに結びついている場合が多い。そのため，適切な雇用や教育，あるいは意味があると感じられる役割を見つけ，維持することを支援するのが，メンタルヘルスの現場で働くスタッフの中心的な仕事となるべきであろう[21]。

精神疾患を体験した人のほとんどは仕事をしたいと考えているが，これらの人々は英国において最も職を得られないグループに属している。専門的なメンタルヘルスサービスに接触した人の90％は雇用されていない[22]。これは非常に重大なことで，なぜなら大多数の人にとっては意味のある仕事や価値の認められる活動に戻ることは，どの「治療」よりも良い影響を与えることが証明されているからだ[23]。人々が仕事を手に入れる際に支援を必要とする場合は多く，サービスがこの支援を提供することが極めて重要となる[24]。NICEはサービスが適切な仕事を探し，それを保持するための，個別な必要性に応じた支援を提供することを薦めている。最も効果的なのは「個別の就職斡旋と支援」[25]であり，そこではサービスが本人に向いた仕事をできるだけ早く見つけ，それが継続できるようにサポートするのである[26][27][28]。このアプロー

チは，たとえいまだに継続的に無力に感じるような体験に苦しんでいる人であっても成功する可能性がある。もし報酬を得る仕事ができなければ，ボランティアや教育，訓練のような活動が重要になるだろう。ここで，人それぞれは異なっているので，誰でも仕事に戻るように圧力をかけないことが重要であることを断っておく。

発症後の意味ある仕事

> 私は消防署の臨時消防士の職に応募しました。自分の診断や薬，また過去における入院が，克服しなくてはいけない大きな障害であることは知っていましたが，18か月にわたるさまざまな医療検査の後にやっと採用されました。それから8年の間，地域社会に貢献して素晴らしい時を過ごしました。応募なんかしてどうなる，自分のような者は採用してもらえないだろう，と自分に言うのは簡単でしたが，自分に烙印を押すという罠については理解していたので，粘り強くやり抜きました。他の人と違った扱いはされませんでした。同僚は私の問題について知っていましたが，一緒に仕事をするときには何の障害にもなりませんでした。
> ジェイムス・ウルドリッジ〈29〉

　メンタルヘルスの問題を体験した人々が考慮すべきことの1つは，現在の，あるいは将来の雇用主に伝えるかどうか，という点である。障害があったり，「相応の調整」が雇用者に求められるという理由で差別することは法に反することではあるが，多くのケースに報告されるように，人々が公正を欠いた差別を恐れることは頷けることである〈30〉〈31〉。職に就く前に，雇用者から現存の症状について直接的な質問があった場合には，率直に答える義務が存在する。その情報が雇用者からはっきりと求められない場合には，それを自分から申し出る必要性は法的には存在しない〈32〉。

考えを体系化し，動機を保つための支援

　苦悩となる声を聞いたり，他の人々が「妄想的」と感じるような信条を持つ人々の大多数は，それでも十分に機能的な生活を送ることができる。しかし，継続的に問題を体験する人々の中には，自分の考えを体系化することや動機を保つことが困難だと感じる人もいる。また孤立してしまったり，自分の面倒をきちんとみることが難しくなってしまうこともあるだろう。通常の臨床用語では，このような困難は「陰性症状」と呼ばれている。これらは声や妄想に対する反応であったり，それに対処するためのものであったりする。またそれは，処方された薬や他の薬に関係していることもある(33)。あるいは，人それぞれの状況にも関連する。たとえば，意味のある活動に従事する機会が少ない環境に置かれたり，問題は永続的で，今後も何もできないだろうと言われるような場合である(34)。

　人々の問題に焦点を当てるのではなく，その人の強味に支援者が焦点を当てることが大切となる。例を挙げると，メンタルヘルスの診断を下されても立派に雇用されている人々の半数近くが，以前に臨床医から二度と働くことはできないだろうと，いわゆる「悲観的予後診断」を受けていた，という調査もある(35)。当然のことながら，このような悲観的な通達を受けた人はさらに無関心になって引きこもりがちになり，自分に動機づけをすることは難しくなる。これは悪循環を生み出すだろう。関係する人々すべてが，声を聞く体験や「妄想的な」信条を持つ人々も有意義な生活を送ることができるのだ，と理解していることが重要になる。

　手助けとなる支援方法はいくつもある。たとえば，「行動の活性化 (Behavioural Activation)」という方法は人々の興味や目的に焦点を当てる。支援者は，その人が興味や目的を定め，それに到達する方法を考え，そこに至るまでの落とし穴にどう対処するかについて支援する。認知行動療法のような心理学的アプローチは，新しい仕事や活動をめぐる不安

に取り組むことによって，支援していく（下記を参照のこと）。「認知矯正療法（Cognitive Remediation）」と呼ばれるアプローチは（第11章を参照のこと），問題に対処する力や記憶力，企画力を高め，人々が真にやりたいこと，必要とすることに向かって前進するのを支援する〈36〉。

継続する苦悩や混乱を体験する人々は，自分の望むような生活を送るために継続的な支援を必要とする場合がある。身体的な障害を持つ人々が環境を改良したり人工装具を必要とするのと同様に，しつこく繰り返す苦悩の体験や信条を持つ人々も，継続的な支援が必要となる。たとえば，いろいろなことを指摘されたり，企画する支援を必要とする人もいることだろう。また，日常の家事の手助け，手当ての調整，そして感情的な支援を必要とする人もいるだろう。

早めに支援を受けること

「早期介入」は問題の重症度が高まる前にそれを軽減することを目的としているが，NICEも推奨している〈37〉。現在ではさまざまな分野において，初めて問題を体験する若い人たちに専門的なサービスを提供している。統合失調症委員会（Schizophrenia Commission）〈38〉は，このような支援が好評であるとして，その拡大を推薦している。その多くは，神経弛緩剤などの危険性を伴う投薬の代わりに，初回の段階での実際的，そして心理的な援助を提供するものである〈39〉〈40〉。

早期介入の利点

私のケア・コーディネーターは，私がしていたことの中で，役立つのではなく役に立たないことを評価する方法を教えてくれたので，少しずついい方へ向かうようになりました。自分の症状をしっかりと見つめることで，もっと悪くなるときや，良くなるときがわかるようになりました。これによって助けを呼ぶことができるようになったので，大切なことでした。私にとっては，服薬は話すことを基盤としたセラ

ピーと二人三脚となってくれましたが，何が役立つかは人によって違いますよね。

　霧は少しずつ晴れていって，もとの自分らしく感じられるようになりました。私はケア・コーディネーターとCBT（認知行動療法）や心理学者のチームとの面談をうまく利用することができました。これは精神疾患の症状があるときに自分の感情を理解する助けになって，その先の状況に対応するための新しいやり方を考える助けになったのです。

　EIP（Early Intervention in Psychosis Service：精神疾患に対する初期介入）からの3年にわたる継続的な支援で，私はまた「自分」に戻ったと感じられました。私はこのサービスから最近離れて，もう投薬も受けていません。これまで25年間働き続けてきたので，仕事での野心もあります。ただ今は，10か月の赤ん坊の母親であることを楽しんでいます。

匿名〈41〉

危機における支援

　大多数の人々は，問題がとても深刻になって本人や家族，友人たちが対応できないと感じるときにのみ，支援を必要とするものである。支援を求めているのが友人や親類である場合，その人々はしばらくの間対応することができていたのに，なぜ今，支援を求めているのかを，支援者は理解しようとしなければならない。この時点で友人や親類，そして将来のサービス利用者は，何が助けになりうるかを実際に理解しているのだろうか？　一般的に認められている目標をめぐって，「契約」について交渉することが可能であろうか？　このような状況では独創的な反応が必要とされる。それは，サービス利用者が助けになるということを基盤に作り上げられるものであろう〈42〉。時には提供できる支援が緊急の精神科病棟への収容であることもあり，あるいはそれさえも可能ではないかもしれない。病棟が閉鎖されてしまったために，ひどい苦悩を抱えた人々が救急救命センターや，時には留置場で何時間も待たなくてはな

らないことすらあり得る⟨43⟩⟨44⟩。病院に入院している期間がとても助けになる場合もあるが，これはすべての人に当てはまるわけではない。緊急病棟では，その主要な役割として投薬を施行することで，スタッフがその薬の「効果が生じる」まで患者を安全に見守ることだという単純な「疾病モデル」を基盤としていることも多い。その場合，人々は収容された理由について話す機会もなく，無力感を感じ，混乱したままに置かれることもあり得る。多くの人は緊急精神科病棟を恐ろしくて役に立たない場所だと考えている⟨45⟩。近年はそれを改善しようとする試みも見られる。「スター病棟（Star Wards）」プロジェクト⟨46⟩などは「規範と強制の代わりに，アイデアやひらめき」を持ったスタッフを提供しようとしている。

危機における支援

危機に見舞われたときや，惨めな苦悩の期間を持ちこたえるには，何が役立つのでしょうか？ おそらく，メンタルヘルスシステムの中にいない人は皆，対処する方法を見つけたのでしょう。たぶんそれは，自分の体験に意味を見出すことによってだと思います。自分を安定させて，ひとりの人間として社会に足をつけていくためには，実際的なことがとても大切です。信頼できて，体験の最中でも一緒にいてくれて，いろいろなことを確かめられるような支援者が必要なのです。だから，人間関係が鍵となるんです。　　　　　　　　　ローラ・リー（寄稿者）

私たちは社会の中で，差し迫ったメンタルヘルスのニーズを抱えている人々を，人間味に欠ける病室で孤立させ，脅えるまま，そして支援のないままに放っておくことはできない。サービスを利用する人々に，そこに戻らずに済むのならば何でもする，というほどのトラウマ体験を与えてはいけない。この種のサービスは，人々に見捨てられたと感じさせるためのものではないのだ。　MIND『体験に耳を傾ける』⟨47⟩

重要なことは，手続きのやり方（たとえば，診断やケアプラン）ではなく，スタッフとの人間同士の接触であることが明らかになってきた。対人

的コミュニケーションの時間がほんの僅かであっても，それが共感を伴うアプローチに基づいている場合には，想像以上の力強い，前向きな効果を生み出すのだ。このことは，妄想に苦しむ患者や引きこもって話したがらない患者の場合でも同様であった。
ニール・スプリンガム＆エイミ・ウッズ（緊急精神科病棟に関する研究者）⟨48⟩

　緊急精神科病棟に取って代わるさまざまな手段が開発されてきている⟨49⟩。この中には「危機時の家庭内対応チーム」や「クライシスハウス」⟨50⟩⟨51⟩のような病院ではない危機対応センターや，「回復の家」⟨52⟩，あるいはヘレフォード州にあるホストファミリー制度⟨53⟩などが含まれる。また他にも，サービス利用者や元サービス利用者によって運営されるクライシスセンター，たとえばウォーキンガム・クライシスハウス⟨54⟩，やリーズ市にある「サバイバーによるクライシスサービス」などもある⟨55⟩。クライシスハウスは利用者にはたいへん好評である⟨56⟩。しかしその数はまだ少なく，さらに多くの施設が早急に必要とされている。

クライシスハウス

　この夏はひどい夏でしたが，もっとひどくなる可能性もありました。私は国民保険サービスからのパジャマを着せられてプラスチックのマットレスに汗だらけで横たわり，日に3回投薬のために列に並び，同僚の患者が叫ぶのを聞き，押さえられて注射をされるのを見て過ごす可能性もありました。もし私が，この国にたった2つしかない女性のための危機センターの管轄区域に住んでいなかったとしたら，絶対にそうなっていたと思います。
　ドレイトン・パークは1995年に開設された，本当に革新的なところです。そこは入居のサービスがあって，特に女性のために企画運営され，緊急精神科病棟への収容に取って代わるものを提供するという目的のために建てられました。私が入居したとき，自分がどれほど驚いたか，歓声を挙げそうになったかを，1年以上たっても覚えています。

たっぷりと大きなソファ，そこで調理された食事，そして自分の部屋（バストイレ，それに鍵付き！）などで，その上スタッフは私と話をしたいように見えたんです。
　他の女性たちと話し，お互いの体験を較べ合うと，自分の価値がまた認められるという思いで人々の目が輝くような，信じられない思いを感じたのです。自分たちはまったく新しい運動のスタート地点にいて，ドレイトン・パークはこれから国中にできるのだ，と思いました。10年たった今，ドレイトン・パークと同じようなサービスはただ一か所，ロンドンにあるモーズリー病院の一部であるフォックスリー・レインしかないなんて，控えめに言っても嘆かわしい状況です。私に言わせれば，恥ずべきことです。　クレア・アラン『ガーディアン紙』より〈57〉

　支援者はサービス利用者の一人ひとりに，もし危機的状況が起こって一時的に適切な判断ができなくなった場合にはどうしたいか，ということを述べた「事前の要請」を書き上げる手伝いをするべきであろう。クライシスサービスで仕事をする専門家は，この件について定期的に確認をとる必要がある。
　同時に，すべてのサービス利用者は，外部の支援者を頼むことができるようにすべきである〈58〉〈59〉。

安全を保つ

● **自己放任，自傷，自殺**
　苦悩や混乱の中にあるときには，適切な食事を維持し，家での生活の手助けが必要となる場合がある。気分的に混乱している人はまた，他の人々に利用されたり，虐待されたりする危険性もある。
　深刻な苦悩を抱える人は自分を傷つけたり，自殺を試みることもある。サービス内では，このようなことに対処する最善の方法について議論が行われている。これまでは自傷や自殺未遂は共に「症状」と見なされ，

サービスはそれを未然に防ぐための強制手段をとってきた。人々が混乱して通常の精神状態ではないときに，自殺から人々を守ることがサービスに望まれていることを，私たちのほとんどは同意するだろう。ところが，その他の多くの状況において，サービスを利用する人々にも他の人たちと同じようにリスクを負う権利，自分自身で選択する権利や過ちから学習する権利があるという，「ポジティブ・リスクテイキング」の必要性を容認するべきだという考えが存在する。実際のところ，自身による選択を行う自由や権利を奪うことは，人々をさらに絶望へと追いやるだけであろう。

● **他の人々に対する危険性**

これまでにも述べたように，精神病を体験する人々が暴力的であるという考えは俗説に過ぎない。それでもやはり，通常は家族やメンタルヘルススタッフなど最も身近な人々に対してのものが多いが，このような人が攻撃したという例は存在する。生じる可能性のあるリスクや危険に対する懸念から，人々が長い期間，拘束されるときもある。このような暴力において，その人の体験，たとえば声が何かをするように命令する（医学用語では「命令幻覚」）と関係していると考えられる場合がある。しかし，そのような事例は実際は極めて稀である〈60〉。もっと一般的に，暴力をふるう人々は，他の状況で暴力を引き起こした場合と同じ事柄に反応していることが多い。それは，ことに無力感に苛まれたときのことである。例を挙げると，緊急精神科病棟における暴力事例の多くは，スタッフが要望を拒否したり，制限を加えたり，服薬を強要したりして人の自由を制限した際に起こっている〈61〉。スタッフは口論の折り合いをつけたり，対立を解消したりするための，さまざまな方法を身につける訓練を受けるべきである。この中には，自分自身の自由が制約されることによって，人々がどのように恐怖や怒りの感情に打ち負かされるかを共感できるような，ロールプレイの訓練も含まれるべきだろう。サービスはこのような状況に対応するために，家族に向けての支援も提供すべきである。

● サービスによる危害の可能性

　大多数の人々はサービスや専門家について肯定的な経験をしているが，治療というものはすべからく効用と同じく害をもたらす危険性もある。精神医学の薬物の副作用やメンタルヘルスサービスの他の側面については十分に文書化されている。このような問題はしばしば専門家によって過小評価されたり，軽視されたりするが，これはサービスを受けるように人々を説得するのが自分たちの役割であると考えるためでもあろう。しかし，メンタルヘルスサービスは，メンタルヘルス法規に従って人々が利用することが義務づけられているものである。このことは，サービスに従事する者は，人々の安全を維持し，サービスが与えうる害から守るためにあらゆる努力をするという，倫理的な責任を負っていることになる。

　サービスの中で起こりうる害は，しばしば社会がサービスに望む非現実的な期待に関連している。このことは，何か間違いが起こった場合に責めを負わされたり批判されたりすることを恐れる「危険回避」の文化を生み出してしまう。薬を服用することが，本人や周囲の人々を安全に保つ効果的な方法であるとする誤った前提と相まって，この危険回避が非常に否定的な結果をもたらすこともある。たとえばサービスによっては，何か間違いが起きて批判されることを恐れる専門家が，薬を服用するよう説得することに極端に集中してしまうこともある〈62〉。第12章で述べるように，薬物に対する反応は個人によって大幅に異なる。さらに精密な取り組みがたいへん必要とされるところである。

● 強制：メンタルヘルス法規の適用

　現在の法規は，人々が「精神的に混乱」しており，自身や周囲の人々に危険を及ぼすと判断された場合には，本人の意志に反して病院に収容し投薬をすることを許可している。私たちはこの決定がいかに深刻なものであり，いかに痛ましいものとなりうるかを理解する必要がある。強制的に入院させられる人々の数は年々増加しており，これは深刻な問題であると，私たちは見なしている〈63〉。強制入院数は現在，1980年代の

2倍で〈64〉,多くの病院では,多数の人々が自らの意に反して入院させられている。賛否両論の末,「地域社会における治療指示」が導入され,入院数が減少することが期待されたが,このことは入院を回避することに関してほとんど効果を上げていない〈65〉。

そこで次のような論議が行われている。多くの場合不快で恐怖心を煽るような病棟に本人の意志に反して収容し,唯一提供されるのは深刻な副作用を起こす薬物の服用であるという状況は,基本的な倫理的原則である「互恵主義」を守っているとは言えない。この互恵主義とは,「社会が個人に対して,治療やケアのプログラムに従う義務を課した場合には,ヘルスケアの当局に,強制的入院から退院後の継続的なケアを含む,安全で適正なサービスを提供するという,同等で並行的な義務を負わせるべきである」ということである〈66〉。

英国心理学会は,強制するか否かの決定は,その人物が精神医学的診断を下されたかどうかではなく,本人が適正な判断をすることができるかどうか(本人の「能力」)によることを,明確な基盤とするべきだと議論してきた〈67〉。スコットランドの法律ではこの点を明確にしているが,イングランドとウェールズはいまだに不明確である。入院は多くの場合,投薬を意味し,時に強制的な投薬が行われる。このような措置が正当化されうるものかどうかについては論議の的となっている〈68〉〈69〉〈70〉〈71〉〈72〉。

僕は5,6人の看護師に取り押さえられて投薬されました。お尻にも注射を打たれました。すごく屈辱的だったし,自尊心を傷つけられたと感じました。ズボンを下げられて,お尻に注射を打たれたんです。それは,何日間も朦朧とするような,すごく強い薬であることが多かったです。

だけど,薬は僕が自分の混乱を理解する助けにはなりませんでした。僕を助けるためにパートナーとなってくれるはずの人たちから逃げ出すように追い込んだんです。あるとき,僕は逃げ出しました。それは,強制入院は危険だと僕が考えたからなんです。でも,自分がすごく危

うい状態のときに逃げ出すように追い込まれたんです。列車を待ってるのが我慢できなかったんで、そのままレールを歩き始めて、列車が僕の後ろに迫ってきました。僕は警笛を聞いてその場で凍りついてしまいましたが、列車は僕の直前で止まりました。それで僕はそのまま乗り込みました。そのときは宗教的なことにこだわっていて、「キリストを信じているかい？」と尋ねたんです。すると列車の運転手は「それはわからないけどさ、ハリーがお前さんを見つけたのは運がよかったよな」と言いました。

ルーファス・メイ〈73〉

風変わりな体験や、他の人は理解できないが、行動を伴う体験は、周囲の人々を怖がらせるものだ。恐怖に直面すると、人々は「どうにかしてほしい」と感じる。恐怖を感じても、一般の尺度や政府の職員（警察、ソーシャルワーカー、精神科医等）から見て「正常」である場合には、何らかの措置をとることによって人々はその不安を軽減する方法を見つけることができるだろう。ひとたび誰かがシステムの中で精神病の患者になると、そこにある不安は、専門家が何らかの措置を取るように仕向ける。専門家は様子を見るよりは投薬を選び、服用が疑わしいときには法的な力を借りるか、脅すことで服用をさせる。これが投薬治療を受けていない患者を見つけるのが困難であり、メンタルヘルス法とその適用が、予測できない状況を管理するために使われる理由である。

　しかし、これが予期しない結末なのである。もし私たちが合意に基づき、利用者中心で自発的な理念に移行して、人々に真の選択が与えられるとすれば（この報告書だけではなく、メンタルヘルストラストにある説明のとおりに）、その場合には投薬と法的管理という、無条件反射的な一定の措置が必然的な結果として存在することになる。このことは患者を疎外し、強制された場合には心の痛手を負わせ、それによってこのレトリックに述べられている善意を潰してしまうことだろう。「健全」である者が「正気でない」者に対して使う力は、もしこのレトリックが現実のものとなるときには、非常に厳格に用いられなくてはならない。

デイヴィッド・ピルグリム教授（寄稿者）

第11章

話すこと
——心理的支援

キーポイント

▶心理療法（話すことを基盤とした治療）は大多数の人にとって役に立つものである。
▶英国国立医療技術評価機構（NICE）は，統合失調症の診断を受けた人すべてに，話すことを基盤としたセラピーが提供されるべきだとしている。しかし現在，ほとんどの人はそれを利用する機会がない。
▶もっとも研究されている心理療法は，認知行動療法（CBT）である。トライアルでは，薬物から得られるのと同程度の成果がCBTから得られている。
▶「家族への介入」もまた，広範囲にわたって研究されており，多くの人々が，家族ミーティングがたいへん助けになったと感じている。
▶話すことを基盤としたセラピーは，たいへん人気がある。NHS（国民保険サービス）においては，供給よりもニーズのほうがはるかに上回っている。
▶すべてのサービスを最良のレベルで提供し，人々が選択肢を持てるように，心理的アプローチに対するより多くの投資が必要とされている。
▶異なるアプローチは，それぞれ異なる人々に適する。すべての人が心理セラピーを助けになると感じるわけではないどころか，まったく助けにならないと感じる人もいる。私たちは，人々の選択に敬意を払う必要がある。
▶すべてのスタッフは，通り一遍の心理療法について説明するだけでなく，サービス全体の文化やその中で行われるあらゆる会話についても伝えることができるように，本報告書内に概要を示した心理的アプローチの原則について訓練を受ける必要がある。

序　論

　人々が自らの体験を，静かで協力的で，さらに断定的な判断を下され

ない雰囲気の中で話すことが，極めて重要なこととなる。これは，あらゆる支援の根幹をなすものであり，サービス，あるいは従事者がまず最初に提供すべきものである。この機会を提供できるか否かが，メンタルヘルス従事者にとって最も重要なこととなる。

話すことを基盤としたセラピーは，心理療法とも言われ，人々が自分の体験について語り，それについて考えていく過程を様式化した場である。そこでは，人々が自分の体験を理解すること，つまり，それが自分にとって何を意味するのか，何が助けとなるかを探し出す過程を支援してくれる。

「精神病」の体験を心理的に理解することは可能であるという考え，すなわち通常私たちが他の体験を理解するのと同じ方法で理解できるのだ，という考えは，メンタルヘルスサービスのあり方を一変させるものであろう。この報告書の著者の幾人かは，この進展の最前線にいる。その実践からもたらされた重要な成果の1つは，現在，心理療法がさらに多くの人たちに提供されるようになったことである。しかし，すべての人々が利用できるまでには長い時間がかかるだろう〈1〉。

すべての心理療法はセラピストとクライアントとの信頼に基づいた協働的な関係にかかっている。これがおそらく最も重要な要因であり〈2〉，安心できるセラピストを見つけることができるか否かが致命的となる。さらに，異なるアプローチは，人々の好み，そして何が問題を継続させているのかという状況によるので，それぞれ異なる人に適する。そのために，ここで「フォーミュレーション」という表現が使われているのである。

話すことを基盤としたセラピーは，個人やグループ，あるいは家族にも提供できるものである。後者を「家族介入」と呼び，これについては第9章で説明した。これまで心理療法は，投薬と組み合わせて提供されてきたが，近年の研究では，人によってはこれ自体を代替の方法として提供することが可能であると示唆されている〈3〉〈4〉〈5〉〈6〉。

極めて重要な点は，何が重要なのかという仮説を作り上げるのではなく，個人の目標に向かって働きかけることである。例を挙げれば，声を

聞くような「症状」を軽減することがその個人の目標ではないかもしれない。臨床心理士であるポール・チャドウィック教授は，「革新的コラボレーション」の必要性を説いている〈7〉。カール・ロジャースの来談者中心療法に基づいた「革新的コラボレーション」は，次のような前提に基づく〈8〉。

心理療法における「革新的コラボレーション」の根底となる前提

1. 人は本質的に前向きなものだ。ある種の治療的な状況にあれば（わかりやすい過程を通しての積極的な傾聴や新しい可能性の探索など），精神疾患の体験を持つクライアントも感情的な健全性や受容へと踏み出すことができる。
2. 「精神病」的体験は，通常の体験と同様に，そして人間の条件の一部として継続するものである。そのため，これらを疾患として見なさないこともできる。
3. セラピストは革新的コラボレーションと受容に対して責任を負う。
4. 誠実な関与はその過程に対してのもので，臨床的な成果にではない。責任は共有され，学習は成果に関係なく起こるために，セラピストはクライアントの進展に対して責任を負うと見なされない。
5. 効果的なセラピーは，精神病の原因の理解からではなく，苦悩の原因の理解からもたらされる。人の苦悩や「精神病」的体験に対する反応を理解するために，原因を追及する必要はない。
6. セラピストの目的は，クライアントと，完全に自分自身でいることにある。クライアントを一人の人として見なし（一連の問題としてではなく），自分も一人の人間として会うことだ。完全に自分自身でいることによって，セラピストは対人関係における行動のモデルを提示しており，クライアントが普通体験するような条件つきの容認という状況を減らすことができる。精神病的な体験を持つ人々と関わることは，ストレスに満ちたものとなる可能性がある。支援者自身は，サービス利用者に対するオープンで，協働的なアプローチを維持するために，日々のスーパービジョンと情緒面のサポートを必要としているのである。

ポール・チャドウィック教授（臨床心理士）〈9〉

ここに挙げたことのほとんどは，良質な心理療法に共通している。異なる種類のセラピーにおいても，違いよりも共通点のほうが多いものである。そのすべては本質的に2人，あるいはそれ以上の人の間で，問題について語り，何がそれに関与しているか，何が役に立つか，についての会話の機会を提供するものなのだ。会話に参加する人々の間に良い関係が存在することが不可欠なことである。
　心理療法においては，次の点を心に留めておくべきであろう。

- セラピーに取り組むか否かは個人の選択である。自分に向かない，あるいは今が時期ではないと思えば，その意志は尊重されなくてはならない。
- 投薬とは異なり，セラピーは人々に提供するものであり，強要，強制するものではない。
- セラピーの目標は人によって異なる。人によっては，声や妄想に直接取り組むのではなく，沈んだ気分や自尊心について話したいのかもしれない。
- 他の「治療」と同様に，セラピーも時として副作用や害をもたらす場合もあり得る。
- どんな素晴らしいセラピストでも，すべてのクライアントにうってつけであるとは限らない。
- たとえ，どれほど「エビデンスに基づいた」セラピーであろうとも，すべての人の助けになるわけではない。どのセラピーやセラピストが助けとなるかを判断できるのは，その人自身である。

　アプローチによっていくつかの違いがあり，それは下記にまとめられている。最も研究の進んでいるセラピーは認知行動療法（CBT）である。まずは最初にそれについて述べる。重ねて言うが，異なるアプローチは，それぞれ異なる人に適する。自分に適したものを探すには，異なったものを試す必要があるだろう。

認知行動療法（CBT）

CBT（ここでは精神病のための CBT という意味で CBTp と呼ぶこともある）は，構造化された会話によるセラピーで，人々が自分の体験をどのように理解し，どのように反応するかを見つめるものである⟨10⟩。

CBT の体験 ①

臨床心理士であるポールとセラピーを始めるのはすごく恐かったです。私は椅子に座り，目を合わさないように，床から目を上げることができずにいました。私はずっと震えていましたし，ちょっとした音にも飛び上がりました。とても恐かったんです。でもすぐに，ポールは私の精神病の程度には興味がないことがわかりました。そして，私の聞く声について，それをけなしたり，変なものとして扱うことなしに，そのことに取り組もうとしていることがわかったんです。最初の面談の時には，大きな声が聞こえていたので集中することができませんでした。ポールにはこれがわかって，実際声は何と言っているのか，と尋ねました。私はちっとも「気が触れている」気はしませんでした。ポールは私を一人前の人間だと感じさせてくれました。ポールが話しかけてくれて，私を楽にさせてくれたのはよかったです。だって以前は私が話すまで待っていて，私がやっと何か言っても，返事もしてくれない心理療法士もいたんですもの。

ポールとの協働的な関係は，私の考えが，ポールのと同じように大切なんだという自信を与えてくれました。私は何について取り組みたいかを言うことができました。この関係の中では，私にも権利があったんです。ポールはフィードバックや彼自身の反応，そして一緒にどの領域に取り組みたいかを話してくれました。そうするときにポールは，私に主導権を持たせてくれて，私は自分で管理している気がしました。

「声のこと」について話すのが，自然で普通のことになりました。隠さなくてもよくなったんです。私たちは話し合いました。声はどこか

> らくるのか，私にどんな影響を与えるのか，どのようにしてそのときの感情を餌食にするのか，そして，願わくば，私は声をどうやって支配することができるのか，などです。
> 　私たちは対処方法について話し合いました。役に立ったのもあるし，役に立たなかったのも，すごく馬鹿馬鹿しいのもありました（声が聞こえる間は鼻歌を歌うとか，だって，ディオンヌ・ワーウィックの歌しか思いつかなかったんだもの）。長期戦略の1つは，声に対して異議申し立てをする，というので，一番難しかったけれど，最も成功しました。頭の中に声が浮かんでくると，その前の証拠に基づいて声が言っていることを試してみるんです。声はよく面談中に割り込んできました。私たちはただ無視するのではなく，対処したんです。
> 　今となると，声はいつも，私が自分に対して持っている否定的なイメージを糧にしていたみたいです。声は，私の自己像の副産物だと考えることができますね。
> 　　　　　　　　　　　　　　　　　　　　　　　　　　　　ヴァル

　CBTの背後にある主要な前提は，苦悩というものを人々がどう解釈するか，つまり起きていることの意味を掴み，反応する方法に関連している，ということである〈11〉。セラピストは人々の苦悩に共感を示し，その状況下では無理からぬことだということを強調する。そして何が起こっているのかを理解できるように助力し，安全なやり方で人々の恐怖の実態を見つめる。さらに人々の悪循環を識別し，どうしたらそれを避けることができるか，そこから脱出できるかを理解するように手助けする。過去に起こったこととの関連を見出す人もいるだろう。たとえば，過去のトラウマや恐怖に満ちた体験が，起こったことを悪いほうへと解釈させていたことに気づくかもしれない。人々は代わりとなる説明を考え出すことができるかもしれないし，たとえば，既に不安な気持ちでいるときは，不安を煽ることにばかりに目がいく，というような繰り返しのパターンに気がつくかもしれない。セラピストは第7章で述べたように（「ダンが自分の問題を理解するに至った過程」p.62），「フォーミュレーション」を作り上げるように働きかけ，そこにあるかもしれない悪循環も含めて何が起きているかの共通理解をまとめて，変化への可能性

を探っていく。セラピーの目標は人々が優先したいものやその問題の性質によって異なる。セラピストは人々の信条を考察するために，共に取り組んでいくこともできるであろう（たとえば，誰かや何かが自分に害を及ぼそうとしているのか，あるいはその聞こえる声は当事者に対して権力を握っているか，など）。また一方で，自分の信条を考察したくはない人々とセラピストは，その人の枠組みの中でいかに苦悩を軽減できるかを一緒に探すこともできる。たとえば，ある人がCIAに見張られていると信じており，その思い込みを吟味したくない場合には，どのように対応すればよいかを一緒に考えるほうが役に立つこともある。見つめられている不安を軽減するために色の濃い眼鏡をかければ，買い物に出かけられる，ということもあるかもしれない⟨12⟩。

　人々が優先順位をつけて，異なる問題の解決を図るためにセラピーを利用することもある。気分の落ち込みや苦痛となる思い込み，苦悩をもたらす声，体験についてどう感じるのか，それにはどのような意味があるのか，特に難しいと感じられる日常生活の側面は何か，あるいは自分自身についてどう感じているか，などさまざまなものがある⟨13⟩。セラピーを改善し進展させるための，またさまざまなタイプの人を支援する方法を模索するための研究は引き続き進められている。セラピーを必要とするのは，深刻な危機状態にある人，長期的な課題に取り組む必要のある人，声を聞いている人や苦痛をもたらす信条を抱く人，服薬中の，あるいは服薬を拒否している人，気分のムラに振り回されてしまう人，睡眠障害を持つ人やアルコールや薬物による問題を持つ人，ひとりでセラピーを受けたい人やグループのほうを好む人などが挙げられるだろう⟨14⟩⟨15⟩。異なる問題に関与している感情や思考などの過程をさらに研究することによって，より具体的な支援を提供する方法を編み出すことができるだろう。

CBTの体験 ②

CBTは頭の中で起こることを，私が管理できるようにしてくれました。

すべてが前ほど混乱していなくて，他のことができるように心が解放された気がします。

　私のセラピストは親切で暖かく，私が考えていることを地図に描き出すのを助けてくれました。その紙を見るだけで，私の考えがお決まりのコースをたどるのがわかるのは「目からウロコ」でした。悪いほうにだけ考えるのは，魅惑的であるだけでなく，蟻地獄にはまっていくようなものでした。ちょっと足を突っ込んだだけで，飲み込まれてしまうんです。CBTは，私に選択の分かれ道を示してくれて，精神病という恐いけれどうっとりさせる花に水をやるほうが簡単だけど，私は前向きな思考と行動のほうを選択しました。突き詰めて言うと，10年前であれば，「精神を病む人に自殺幇助をするのは善良で必要なことだ」と言ったことでしょう。だけど，今は違います。なぜかって？　私が変わったからです。変わることは可能なんです。可能だということがわかった今，なんで自殺幇助を提唱したりするでしょうか。

ドリー・セン [16]

● **認知行動療法の有効性**

　数多くの人々がCBTpが有効だと感じていることには一貫した論拠がある [17] [18]。他の様式のセラピーも役立つであろうが，今のところ，CBTpが最も熱心に研究されている。現在は，その有効性をめぐっていくつかのメタ分析（統計学の技術を用いて，さまざまな試行における結果を平均化する研究方法）が行われている。結果はそれぞれ異なる評価を導き出しているが，平均すると人々がCBTから得る効果は，精神医学薬品の服用から受ける効果と同等のものであるという，一般的な意見の一致を見ている [19] [20] [21] [22] [23] [24] [25] [26]。

　すべての人に助けとなるわけではないが，心理療法は多くの人にとって人生に多大の違いをもたらすことができる [27]。たとえ心理療法が体験の頻度や強度を軽減することはできなくとも，多くの場合苦悩を軽減することはできる。それこそが人々の期待することなのだ。また，たとえ声を聞く体験などが継続するとしても，人々は目標に到達し，生活を

続ける方法を見つけることができる。時にはその変化が脳の神経画像検査に現れることすらある⟨28⟩。

英国国立医療技術評価機構（NICE）は，これらのエビデンスが統合失調症の診断を受けた人すべてに CBT を推奨すべきであると判断するのに十分なものと見なしている。NICE は，少なくとも6か月にわたって，最低 16 回の 1 対 1 の面談が提供されることを推奨している⟨29⟩。ところが，これは実態とはかけ離れている。統合失調症委員会は，質の高い CBT が有効であろうと思われる人々のうちで，10 人中 1 人だけが実際に利用できるに過ぎないという現状を述べている⟨30⟩。これは深刻な懸念であり，恥ずべき状況であるとも言えよう⟨31⟩。

現在では CBTp の実践家に必須であるとされる知識や技術を示した技能基準（competence framework）が作られている⟨32⟩。この技能基準に反映されている必須の「効果的な要素」⟨33⟩についてはほぼ合意されている。これら抜きには，セラピーは役に立たないどころか，害を加える可能性もある。セラピーの過程においてそれを体験した人々からの引用を添えて，これらの要素を以下に示す。

精神病のための CBT における必須の「効果的な要素」

〈セラピーをいつ始めるか，あるいは始めるか否かの選択が提供されること〉
正直なところ，私がセラピーに取り組むことができないときや，それの恩恵を受けることができないときがありました。まずは心の準備ができてちゃんとやる気がないとダメだと思います。だってすごくいろいろ考えなくちゃいけなくて，受け入れる気持ちがないとだめなんです。

〈コラボレーション〉
それは本当に自分と心理学者とのパートナーシップでした。それは完全なチームワークで，私はすごいと思いました。誰か他の人が予定を作ったんじゃなくて，私を中心にしていました。前にはそんなものに

出くわしたことはありませんでした。

〈精神疾患の体験を正気ではない，間違いであると見なさないこと〉
私が普段考えていたことすべてが，本当に正気の沙汰ではなかったんだけれど，
　セラピストは何が起こったかをきちんと理解した後で，それは変ではなかったということをわからせてくれました。

〈フォーミュレーションを用いて，思考，感情，行動をつなぐ関連性を理解すること〉
それは，私の気分と，人生の別の場面で起こった小さな出来事がどうつながっているのか，の地図みたいです。セラピストが私にわからせるために小さな図を描いてくれて，「ああ，そうそう，そのとおり」って思いました。

〈思考法を分析し，検証してみること〉
エビデンスっていうのはいいと思います。「で，これは現実のことなのか？」ってしっかり考えなくちゃいけないんです。つまり，私の頭から誰かが考えを取り出していると感じたら，どこにその証拠はあるのだろうか，ってね。

〈セラピーが継続している間に，現実の生活で試して見ること〉
もし宿題をちゃんとやらないで面談に出席したら，もっと時間がかかっていただろうと思います。

上記のすべてのコメントは，サービス利用者を面談で調査したマルティナ・キルブライドと同僚による研究から引用されたものである〈34〉。

● CBTからの考えを基盤とした非公式な支援
　英国におけるサービス利用者の大多数は，不幸にしてCBTや他の正式な話すことを基盤としたセラピーを利用することができない状況にあるが，それでも皆，メンタルヘルスの支援者と会話を交わしている。

CBTを基盤としたものも含めて，この報告書に述べられている考えは，このような会話に有益なものとなるだろう。この報告書を作成した動機の1つは，このような考えを広く利用できるようにするためである。すべての支援者が訓練の一環としてこの報告書を読み，それについて話し合い，また家族や友人たちがお互いの情報交換に利用することを期待しているのである。

メンタルヘルススタッフは，人々が有益な方法を選択し実践するのを手助けすることができる。それには他の人が役に立つと思ったもの〈35〉や，「声を聞く者のネットワーク」など自助グループで利用されたものが含まれるであろう。例としては次のようなものが挙げられる。

- 対処方法の効果を高める手段：音楽を聴く，運動をする，声に対決を挑むなどの，人それぞれの対処方法をベースに作り上げられたもの〈36〉。
- 「行動の活性化」または「行動スケジュール」：自分の時間割を作り，他の人々が有効と感じた活動や対処方法のレベルを上げていくこと〈37〉。
- 問題解決：特定の問題を認識し，可能な解決法を考え，そのうち1つを試した後に，その経過を検討すること。
- ストレスを軽減する方法を見つけること。
- ぶり返しの防止：危機的状況を体験した人は，警告のサインを認識し，将来の危機を軽減するためにどう行動するべきかを計画する。
- 睡眠に焦点を当てる。寝不足や不眠は，妄想などの問題を起こしやすい。就寝時の儀式，くつろぎの方法，日中の運動などは不眠や妄想を軽減する可能性がある。この方法が役に立つと感じる人の多くは，これが時として妄想そのものに取り組むよりも効果的だとしている〈38〉〈39〉。

現時点で，CBTは最大のエビデンスを有している。一方で，その他のアプローチも効果的であり，それらがどれほどの人々に，どのように役立ち，さらにどう改善されうるかについての，多くの研究が行われて

いる。以下に，そのいくつかについて述べる。

認知療法

　声を聞いたり，妄想を抱いたりする体験に加えて，自分の考えを組み立てること，記憶や問題解決，そして計画を立てることに困難を抱える人々もいる。この種の問題に直接取り組むために，「認知療法」というアプローチが開発されている。これは職を見つけ，それを維持することのような〈40〉〈41〉，「実際生活」における課題に取り組むためのもので，必要となる面談の数を調整することによって他の心理療法と同時に利用することができる〈42〉。

精神的外傷に焦点を当てるセラピーと精神力動的アプローチ

　第6章で述べたように，声や妄想を体験する人々の多くは，トラウマ体験や虐待の体験を経ているため，（CBTも含め）セラピーは「いま・ここ」だけだけに焦点を当てるのではなく，トラウマ体験の心理的影響も取り扱うことが有益となるだろう。心理学者たちは，フラッシュバックや解離（トラウマ体験への対応方法の1つで，現在起きていることから自分を心理的に引き離すこと）のような状態を含めて，トラウマ体験を生き延びた人々と治療的に取り組む技術を身につけている。第6章で考察したように，これらの体験と精神疾患の間には大きな重複があり，実際に，この2つは本質的に同じものであるということも示唆されている〈43〉。心理学者たちは精神疾患を体験した人々を支援することを目的として，トラウマ体験に焦点を当てたアプローチをセラピーに応用したのである〈44〉〈45〉〈46〉〈47〉。

　精神力動的心理療法もまた，過去に人生で起きたことが影響を与え続けることについて，関心を向けるものである。このアプローチは，自分

自身や他の人々との関係をどう捉えるかを含め，過去に起きたことや対人関係がもたらす困難さに焦点を当てる。

> 長い間探し求めた後に，彼女はやっと賢明な人々に巡り会いました。彼女の真実を直視するための勇気と誠実さを持った勇敢な人々でした。痛みを感じながらも，彼らは地下の暗闇にあった彼女の物語を聞き，多くの子どもたちが耐えてきた惨めな苦悩のことを知ったのでした。彼らは長い，曲がりくねった道を地下の暗闇まで一緒に歩いて，真実と和解，傾聴，証言，そして恐怖に対面するためのプロセスを促進してくれました。地下の暗闇を見たことによって，世界は二度と同じものには映らないでしょう。彼女は自然の生んだ奇形なのですが，彼らは彼女を愛しみ，抱きしめ，慰めたので，彼女はだんだん自分が人間であると感じられるようになりました。自分が実在のものと思えるようになったんです。彼女は今まで考えていたような，まったくひとりぼっちではないことを知りました。彼女は支援を受けることが勇敢な行動であり，生き続けること，そして未来に向かっていく態度であることを受け入れ始めました。その時になって初めて，自分の失ったすべてのものを嘆き悲しむことができました。彼女は，それほどの涙を流すことができるとは知りませんでした。そしてある日突然，自分が既に知っていたことに気づきました。彼女に聞こえていた声は，ただの声ではありませんでした。それは皆，異なる自分だったんです。異なる名前，年令，体験，感情，そして異なるアイデンティティでした。外側の世界から切り離された，内なる身代わりだったんです。時には恐ろしいことではありましたが，これらの異なる自分を消し去ろうとするのではなくて，彼女はそれを受け入れようとしました。その一つひとつが自分全体を作っているのです。彼女は一人ひとりに耳を傾け，思いやりと理解を込めて対面しました。すると素晴らしいことに，それぞれが癒しや神秘，魔法を教えてくれたのです。彼女は少しずつ自分を恥ずべき存在とは思わなくなり，地下の暗闇を生き抜いてきた自分の創造性に感嘆するようになりました。
>
> 　　　　　　ジャッキー・ディロン『ありふれた女の子の話』より 〈48〉

アクセプタンス・コミットメント・セラピー（ACT）とマインドフルネス

マインドフルネスの瞑想や，それに関連したアクセプタンス・コミットメント・セラピー（ACT）が有効であると感じる人々もいる⟨49⟩⟨50⟩。これらのセラピーは考え方や体験に気づいたり，意識的に捉えて，それらが事実というよりも思いとして，単に浮かびまた消えるものであることを容認するものである。心理学者の中には，精神病を体験した人々のニーズに合わせて，指導者付きのマインドフルネスのセッションを提供する人もいる⟨51⟩⟨52⟩。アクセプタンス・コミットメント・セラピー（ACT）は，苦悩はすべての人が体験するものだという考えを基盤にしており，それと闘い，支配することにエネルギーを費やすのではなく，感情的苦痛を受容し，自分にとって重要であるものに焦点を当てる能力を開発することが助けとなるという考えを基盤としている。心理学者の多くが，これまで述べてきたような考えと共に，これらの思考法も利用している。

ナラティヴ・セラピーとシステムズ・セラピー

ナラティヴ・セラピーの背景にある考え方は，私たちの人生やアイデンティティは，私たちが自分について作り上げる物語と，他の人々が私たちについて作り上げる物語とによって形作られる，というものである⟨53⟩。ナラティヴ・セラピーのグループは，メンバーたちが自分について語られた狭い，否定的な物語（たとえば「慢性的統合失調症」のような）を克服する豊かな物語を十分に描き出すことを支援する。例としては，ナラティヴ・セラピストであるマイケル・ホワイトの「私たちの旅路の力に」が挙げられる⟨54⟩⟨55⟩。同様に，システムズ・セラピーも，私たちがその一部となっているシステム，すなわち家族や社会というものが果たす役割を強調する。そのシステムの中に存在する考え方や信条，物語を検討し，自分たちの位置や人間関係について，お互いにどう折り合

いをつけるかを考える。この方法は家族面談に役立つことが多い。

> 緊急事態のとき，自分の体験に飲み込まれたり，意味を見つけるために自分で作り上げた架空の物語に飲み込まれているときは，そこに道筋をつけなくてはなりません。それには支援が必要です。この物語の性質，つまり，それが与えてくれる意味や，それとの関係（いったい本当のことなのか，どうやって本当かどうかがわかるのか）が，立派に生活していけるか否か，十分に回復できるか否か，の鍵を握っているんです。基本的に，医学的モデルが提供する成功の物語には，薬というおまけと，精神科医とその技術という神話も一緒についてきます（これはこの物語，あるいは神話が俗説に過ぎないと言うわけではありません）。でも当然のことながら，この物語と体験をめぐる意味づけだけでは役に立ちません。なぜならそれは，私たちにとって重要な，その他の意味を除外してしまうからです。ことに重要な意味というのは，私たちは自分の複雑な物語に責任を負うのだということです。それに，薬はすべての問題を解決することはできないですしね。
>
> ローラ・リー（寄稿者）

ボイス・ダイアログ

「ボイス・ダイアログ」は比較的新しいアプローチで，苦悩をもたらす声を聞く人々には有効となる可能性がある。基盤となる考えは，さまざまな声は多くの場合，異なる側面や体験などを反映しているのだ，というものである。セラピストが（この場合には「ファシリテーター」と呼ばれる），異なる声に質問を投げかけ，その人がその声を探索したり，声との関係を変化させることを支援するものだ〈56〉。この声の代理として「アバター」を利用することを検討する研究者もいる〈57〉。

家族への支援

　第9章では，家族全体がいろいろと話し合うことができるような定期的な会合を含めて，家族や友人が当事者を支援する際に，どのようにサポートすることできるかについて述べた。現時点で，多くの人々が「精神病に対する家族介入」が非常に役立つと認めていることが明らかになっている〈58〉〈59〉〈60〉〈61〉。NICE は，家族と一緒に住んでいたり，親密な関係にある精神病や統合失調症の診断を受けた人々と一緒に，当事者の支援に最も関係している家族のメンバーに対して，この種の支援が提供されるべきであるとしている〈62〉。

心理療法の利用度の向上

　残念なことに，心理療法に対する高い需要とその有効性に対するエビデンスがあるにもかかわらず，サービスの改革は遅々としており，大多数の人々にはまだ届かないものとなっている。NICE が推薦しているにもかかわらず〈63〉，多くの利用者がセラピーを希望しており，それが命を救うことにつながる場合においても，国民健康保険（NHS）でセラピーを受けることはできない。長年待ち続けた者もいるのだ。ドリー・センは，自分が心理療法を提供されるまでの年月を「失われた10年」と表現している〈64〉。

　影響力を有する「統合失調症委員会」〈66〉は，2012年に「NICE の推奨にもかかわらず，10人のうち1人しか正式な CBT を利用できないという状況は容認し難いことである」と述べている。サービス利用者のグループやメンタルヘルス関連の慈善団体も話すことを基盤としたセラピーをもっと広く利用可能なものとするよう，活発なキャンペーンを行っている〈67〉。政府は「深刻な精神疾患に対する心理療法の利用度を高める」という意思を表明しているが〈68〉，現時点ではほんの数か所が資金援助を受けているだけだ。さらに多くの投資が緊急に必要とされている。

> **英国国立医療技術評価機構(NICE)による推薦**
>
> サービスは以下のものを提供するべきである。
> - 精神病と統合失調症のすべての人に,認知行動療法(CBT)を提供すべきである。
> これは,入院期も含め,急性期,あるいは少し経過してから開始することができる。
> - 精神病と統合失調症の人々と同居する,または密接な接触を持つすべての家族に対して,家族介入が提供されるべきである。これは,入院期も含め,急性期,あるいは少し経過してから開始することができる⟨65⟩。

去年の2月,診断を受けてから10年後に,僕は最初の心理療法の治療を受け始めました。毎週ロンドンのモーズリー病院に通ってCBTの面談を受け,セラピストが対処方法を探すのを手伝ってくれました。睡眠にひどい問題を抱えていましたが,CBTが助けになりましたし,「意地の悪い声」に対してとても有効でした。CBTは僕が声に対して超然とするのを助けてくれて,僕はもう声の言うことは信じません。今,声は単なるケチないじめっ子で,僕を困らせることはありません。すべては支配権を取り戻すことだったんです。CBTがもたらした変化はたいしたものでした。僕の人生を変えてしまいましたよ…ただ1つ残念なことは,もっと早く利用したかったということです。そうしたら何回もの自殺未遂を防げただろうし,こんなに長く惨めな思いを感じなくてもよかったのに。
                                    デイヴィッド・ストレンジ⟨69⟩

自分に適したアプローチを探し出すこと

ほとんどの人は自分の体験について話すことは有益であると感じ,正

式な心理療法が役立つ人は多いが，すべてがそうであるわけではない。人によっては友人や家族，またはメンタルヘルスサービススタッフからの，非公式の支援を好むこともある。

　投薬治療と同様に，セラピーが利益だけでなく害を及ぼす可能性もある⟨70⟩。苦痛を伴う事柄について話すのが困難な場合もあろう。時には不適格な人から，不適切なセラピーを受けたり，時には人を罵倒するようなセラピストに会うことさえあるだろう。これは不運ではあるが現実にあることで，どの職業においても少数の人々が，境界を越えて不適切な行為に及ぶことがある。当然ながら，NHSトラストや，英国心理学会，健康介護就業者カウンシルなどの職業的な団体，および警察は，これらの虐待のケースをたいへん深刻に捉えている。

　異なった種類のセラピーは異なった人に有効である。1つ以上のアプローチを試す必要があろう。また専門家は人々の選択や判断を尊重すべきである。

結論

　現時点で，心理学的アプローチが精神疾患を体験した人々にたいへん有効であり得るという，圧倒的なエビデンスが存在する。しかし，場所によって何が利用可能であるかについて幅広いばらつきが存在する。初期介入や家族との共同作業など，最も有効なアプローチでさえ，利用できないことも多く，CBTが有効と考えられる場合でも10人中9人は利用する機会に恵まれていない⟨71⟩。すべてのサービスが最良の水準に到達し，人々に真の選択肢を提供できることが差し迫った課題である⟨72⟩。おそらく最も重要なことは，この報告書に述べられている心理的理解が，すべての会話や意思決定の基盤となるような，文化の変革であろう。

第12章

投薬治療

キーポイント

▶多くの人々は,「抗精神病薬」が,声を聞く体験の激しさを和らげ,その回数を減らし,苦悩を和らげてくれる助けになると感じている。特に,このような体験が圧倒的なものとなるクライシスのときには有効である。

▶しかし,薬は目的とする効果だけでなく,他のさまざまな影響をもたらす。薬が内在する生物的異常を是正してくれるというエビデンスはほとんど見つかっていない。

▶潜在的利益だけではなく,ことに人が長年にわたって服用し続けるとき,かなりのリスクも伴う。

▶処方する者は,特定の薬を服用するリスクと効果,あるいは薬自体を服用することのリスクと効果を人が判断できるように支援する必要がある。人々は,いろいろと試し,的確な情報に基づく選択を行えるようになる必要がある。サービスは,投薬治療を受けるように圧力をかけるべきではない。

　第11章で考察したように,心理療法はまだ日常的に提供されていない。しかし,声を聞いたり風変わりな信条を持つ人々がサービスを受け始めると,ほとんど誰もが投薬を勧められる。最も一般的に処方される薬剤は,神経弛緩薬として知られるものである。これらの薬は（「抗精神病薬」ともメジャー・トランキライザーとも呼ばれる），最初,1940年代後半に開発され,それ以来「精神病的」体験を減少させるために幅広く使用されている。クロルプロマジン,チオダジン,トリフルオペラジン,スルピリド,ハロペリドール,フルペンシキオール,フルペナジンなど,多くの種類がある。ごく最近では,新しい抗精神病薬（クロザピン,リスペリドン,クエティアピン,オランザピンなど）が使用され

るようになった。これらの薬剤はしばしば「非定型抗精神病薬」とも呼ばれる。

投薬治療にはどのような効果があるか

　多くの人々は神経弛緩薬が，ことに体験が圧倒的に感じられる急性期のクライシスには効果的であるとしている。薬は体験の強度を弱め，苦悩を和らげることができる。クライシス後の一定期間や，または長期間にわたって，体験を扱いやすいものとするため，あるいはその厳しさや激しさが増加するのを止めるのに効果的だと感じる人々もいる[1]。

　多くの人にとって神経弛緩薬は効果的であるとすることに疑いはないが，それがどう作用するかについては，いささかの論争がある。薬の多くは神経伝達物質（脳内の化学物質）であるドーパミンに影響を与えるもので[2]，化学物質のバランスを調整することによって，特定の病気に有効とされる治療であると考えられる。そしてこのことは，しばしば薬品会社によって宣伝されている。しかし，この見解には異論もあるし，「抗精神病薬」という用語は非常に誤解を招きやすいことが示唆されている[3]。

　実際には，これらの効能はもっと一般的であり，思考や感情を「静める」効果をもたらし[4]，それはジアゼパム（バリウム）のような他の向精神薬に匹敵するものと考えられる[5]。当然のことながら，極度に動揺したり，苦悩をもたらす多くの思いを体験しているとき，これはたいへん有効なものである。現在精神科医の中には，「疾病を中心とする」アプローチではなく，「薬を中心とする」アプローチを唱える医師もいる[6]。その意味するところは，薬は苦悩の中にある人々には有効であるけれども，それは疾病を治療する，または生化学的な異常やアンバランスを正常に戻すことと同じではない，ということだ。

　心理的セラピーの場合と同様に，薬を服用することが絶大な効果を上げる人もいる反面，まったく効果のない人もいるのである。このどちら

の治療法に関しても，専門家は，どのような治療法が利用できるかについての情報と，他の人々が何を効果的と感じたかに関する研究の情報を提供すべきだろう。その上で，人々が何が役に立つかを試し，見つけることを支援する必要があるのだ。

抗精神病薬が効果的だと感じた人々

新薬のおかげで僕はまったく正常に感じて，気分が爽快になり，すぐにも自宅に戻りたいと思いました。まるで魔法のように精神病は過去のものとなりました。それはまるで，ほんの一瞬のうちに耐えられない，残酷なホラー映画が終わり，ただの夢だったんだということがわかったみたいでした。　　　　　　　　　　　　　ピーター・チャドウィック〈7〉

自分の回復のためには，自分が病気であること，現実に認知の機能と脳の実体のレベルで異常があることを認める見識と謙虚さをもつことが重要でした…薬の服用の体験もすごいもので，自分ではない誰かに変えられてしまったというような気はいっさいしませんでした。それどころか，ハロペリドールは本当の自分になることを妨げていたあらゆる障害を取り払ってくれたと感じました。薬を替えた瞬間，僕は偽物の放浪の生活やいくつもの困惑の場面から逃れたんです…クロルプロマジンからハロペリドールに替えて，それが脳神経レベルに達した瞬間，僕は誰もいないバスの中に座っていたんだけれど，自分の中の精神的状況が変わったのがわかりました。始発のバス停を出たところで，薬が効き始めました。「これで終わったんだ」と僕は自分に言いました。その時から決して振り返ることはありませんでした。僕の注意を向ける傾向や興奮，感情の変調は，即時に矯正されました。僕はそれを即座に感じたんです，誰もいないバスの中でね。ウエスト・ロンドンで車両を降りたときは完全に違っていて，僕に言わせれば，乗り込んだときの脳じゃなくて，「矯正された」脳を持って降りたんですよ。僕はこの薬を25年間，忠実に飲んでいます。
　　　　　　　　　　　　　　　　　　ピーター・チャドウィック〈8〉

> 薬は害をもたらす声や妄想をほとんど遮断してくれて，気分が安定しました。
>
> 匿名 〈9〉

> 薬は必要悪で，他に頼れるものはまずありません。精神病的症状を止めてくれるし，以前もそうでした。
>
> 匿名 〈10〉

> 私の健康を増進させるためには薬が必要でした。自分にふさわしい，できるだけ副作用の少ないものが，です。私は今でも薬に関して割り切れない思いがあります。何年もの間，薬を止めたり，替えたりしたあげく，やっと効果のあるものを見つけました…薬品会社が動物を使って実験したり，メンタルヘルスの政策を方向づけたりするやり方はすごく不愉快ですが，薬が日常生活を取り戻してくれたことは認めるほかありません。そう，薬はもう必要ないかもしれないと思い，薬を飲むのを止めてみたことがあるんです。でも，精神病がまだありました。
>
> ドリー・セン 〈11〉

「抗精神病薬」の問題点

● 薬の有効性

　最近まで，「一般的に受け入れられていた常識」は，精神病を病む人は誰も皆，「再発」を防止するために長期にわたって薬の服用を続けるべきだ，ということだった〈12〉。しかし，これに対する見解は変わりつつある。英国精神医学ジャーナルの論説によれば，「抗精神病薬」の一般的な効果が過大評価されていたかもしれないことが示唆されている〈13〉。あるメタ分析（多数の研究結果を総合する分析）は，多数の人が軽度の効果を感じているのみで，著しい改善や再発の防止を体験したのは20％ほどに過ぎない，としている。この点に関して，「従来の」薬剤と「新しい」タイプの薬剤において，ほとんど違いはないよう見える〈14〉。人々の回復を7年から20年にわたって追跡した調査の結果によれば，短期的にはより多くの再発がみられるものの，長期的には服用の量を減

らした人や，服用せずに対応した人のほうが経過は良好であった⟨15⟩⟨16⟩。

● **副作用**

　ほとんどの薬剤には望ましい効果と共に望まれていない効果（悪影響あるいは副作用とも言われる）がある。「抗精神病薬」の一般的な副作用には，筋肉の凝りや衰弱，震え（パーキンソニズム），緊張，落ち着きのなさ（アカシジア），あるいは筋肉のけいれんなどがある。健康な被験者に試用した場合，神経弛緩薬は，疲労感や無気力，倦怠感など，「統合失調症の陰性症状」とも考えられているものを引き起こすことが示唆されている⟨17⟩⟨18⟩。実際のところ，「旧来のタイプ」と「新しいタイプ」も共に，神経弛緩薬を服用した人々は，顕著なものとしては鎮静作用，認知障害，感情の平板化や無関心などを体験している⟨19⟩。異なる薬物はそれぞれに異なる副作用を有する⟨20⟩。

副作用

　アカシジアで，どうしても動きたい衝動が起こって，ひと時の平安も保てません。椅子に座っていても後ろや前に揺り動くとか，病棟の中を足を引きずって歩くとか，椅子にうずくまるとか，散歩に出るとか，さまざまです。身体の中で耳鳴りがしているようで，内面の沈黙というのがまったくないんです。僕ははある日，第３病棟で鏡に映った自分を見つめた時のことを覚えています。眼球が飛び出し，皮膚はザラザラして脂ぎっており，髪の毛はネズミの尻尾のようでした。それに，便秘に困っていて，同時にアカシジアで疲れ果てていました。それは誰もが持っている精神病患者のイメージそのものでした。だけど，それは完全に薬のせいだったんです。　　　　ピーター・チャドウィック⟨21⟩

　数多くの神経弛緩薬を最大の投与量（ある薬はそれ以上の量）で試した後に，私は治療耐性のレッテルを貼られました。そのころ，私は毎晩就寝前に５種類の異なる薬を飲んでいました。私は19歳で入院したときには，身長は５フィート８インチ（172cm）で８ストーン７ポンド（54kg）でした。今では16ストーン７ポンド（104kg，医学

的肥満）になりました。以前は走るのが好きでしたが，今は階段を上がるのもたいへんです。実際は，目を覚ましているのもたいへんなんです。私は鎮静剤浸けになっていたので，チャンスされあれば寝ることにしていました（一，二度は夕食を食べながら寝てしまったこともありました）。それから失禁するようになりました。失禁せずに一晩中寝ることができなかったんです。ひどい昏睡状態だったので，失禁したことに朝まで気づきませんでした。そして仕事中にも失禁するようになり，おむつをするのは我慢できなかったので，辞めるほかありませんでした。

サリー・エドワーズ

　近年問題となっている論争は，よくあることだが，神経弛緩薬を長期にわたって服用した場合の影響である。長期にわたって服用することで効果が出ると感じる人は多く，深刻な精神疾患エピソードのある人には支援機関もしばしばそれを推奨してきた。ところが，最近の研究で，長期にわたる服用は脳体積の縮小[22]や心臓疾患[23]など，健康障害に結びつく可能性が明らかになってきている。このことは薬を処方する医師にジレンマを与えた。ある著名な研究者は最近，医師は「可能な限り最小限の投与」をすべきであると結論づけている[24]。多数の人々は体重が増加するので，体重超過から糖尿病などのリスクが生じる。最近のエビデンスは，長期にわたる服用は大多数の人にとって，副作用のほうが肯定的な効果を上回ってしまうことを示してる[25]。このことは，統合失調症の診断を受けた人々の平均余命が他の人々よりかなり短いというエビデンスが多く挙がっていることからみても，ことに重要なことである[26]。この件に関する原因は複雑で，自殺のリスクの高さや貧困，身体の健康のケアが十分でないこと（ヘルスケアスタッフに偏見があったり，問題が見逃されたりする可能性が挙げられている）などがある。精神疾患の薬を服用することが平均余命を引き上げるという研究が1つあるが[27]，多くの人にとっては正反対が真実であろう[28]。科学ジャーナリストであるロバート・ウィタカーはその著書である『アメリカの狂気（Mad in America）』[28]と『心の病の「流行」と精神科治療薬の真実』

⟨29⟩の中で，この課題を論じて注目されている。

　薬の服用により心理的な影響が生じることもあり得る。たとえば，投薬が回復をもたらすという考えは，人々が自らを助けるためにできることはほとんどない，という誤ったメッセージを与えるかもしれない。支援者は，薬が数多くある助けの中の1つであると見なし，その考えを伝えることが重要となる⟨30⟩。

神経弛緩薬が役に立たないと感じる人々

症状の原因を治すことはできません。ひどくぼんやりして，すごく太るだけです。
　　　　　　　　　　　　　　　　　　　　　　　　　　匿名⟨31⟩

薬を止めようとしています。残りの人生をゾンビみたいに暮らしたいとは思いません。
　　　　　　　　　　　　　　　　　　　　　　　フランク・ブルーノ⟨32⟩

確かに効果はあったけれど，私の人格が押し殺された感じになって，注射を受ける前の私の豊かな人生のほうが，狂気のほとばしりも含めて，今のひしゃげたキャベツのような自分より望ましいと考えるときもあります…狂気の時間を消し去るために，私は自分の魂を引き替えたんです。　　　　匿名（持続性薬剤についてのコメント）⟨33⟩

投薬治療で，物事がぼやけています。時間の大きな塊がブラックホールの中に消えてしまいましたし，人生の物語の一部が，検閲を受けた本のように切り取られてしまったのです。物語の中で，本当に読みたいところが，永久になくなってしまうんです。私をすごく怖がらせる，不具にしてしまう副作用。すべてが生じたんです。そんなの私の手におえません。病気は怖いです。でも，治療といわれるものに比べたら半分にも及びません。他の人は投薬治療に耐えられるかもしれませんが，私はだめです。他の方法じゃないとだめなんです。
　　　　　　　　　　　　　　　　　　　　　　　アマンダ・ニコール⟨34⟩

投薬についての協働的な決定

　その分野での訓練や実践を通して，専門家はこれまで何が効果的であったかを知っている。しかし，どのような医師も，神経弛緩薬がその個人に対してどの程度効果があるか，またどの薬が効果的か，どの程度の投与量が適切か，いつ服用したらいいかについて理解できるわけではない。神経弛緩薬は実用主義的に使用するほかないのである。つまり，1つの薬を試し，様子をみるということである。私たちは誠実に，実用的で（「試して様子を見ましょう」），協働的なアプローチを取る必要があり，選択について話し合い，何が効果的かを見つけるために異なった薬を人々が試すことを可能にする必要がある。

● **効果とリスクを天秤にかける**

　過去において，人が薬の服用を止めると言い出すときには，それは「見識のなさ」や猜疑心，妄想が理由であると考えられたことがあった。しかし，先に挙げた英国精神医学学会ジャーナルは，多くの人々にとって，それはリスクと効果を天秤にかけた結果の，分別のある選択であるかもしれない，と述べている〈35〉。さらに，精神疾患の診断を受けた人々に対して，「抗精神病薬」が第一優先される治療手段であるという前提を再評価する時期ではないか，と提案している。最終的には，医師はまったく薬を処方しない可能性についての率直な話し合いも含め，もっと協働的なスタンスで処方を検討すべきであるとしている。以前には，医師は薬の副作用を控えめに伝えてしまうということがあった。神経弛緩薬は効果的であると同時に副作用が出ることも多いので，それを服用するかどうかの決定は癌治療において化学療法を受けるかどうかの決定と類似していると考えるとよいだろう。つまり，効果の可能性と予期される障害とを比較検討するということである。役に立つ質問には，次のようなものがあるだろう。

- 薬はあなたの生活の質にどのような影響を与えているでしょうか？
- 薬は，どのようなことを楽にさせ，どのようなことを困難にしているでしょうか？
- 私たちはどのようにその影響を追っていくことができるでしょうか？

　近年では，薬の服用を続けるかどうかについての情報や支援を提供するいくつもの資料が用意されており，服用を中止したり，量を減らすことにした場合，健康を保つための代替の方法の探し方についても述べられている。

> **注意事項**
> 　一定期間薬を服用している場合には，急に止めることには危険が伴う。必ず臨床医と話し合うこと。
> 　次のウェブサイトでアドバイスを参照のこと。
> www.comingoff.com〈36〉または www.mind.org.uk〈37〉

● **自分に最も合った薬の見つけ方**
　自分にとって，最も効果的でかつ副作用が最小限の薬を見つけることには，時間が必要となる。私たちにはそれぞれ，少しずつ異なる化学的資質があり，同じ薬物に対して異なる反応を示すものだ。最も効果的な薬を見つけるのは試行錯誤のほかないであろう。NICEのガイドラインによれば，もし2種の異なる神経弛緩薬が効果をあげなかった場合，クロザピンを提供すべきだとしている〈38〉。クロザピンは異なった働きをするので，さらに効果的だとする人々もいる，とされているからである。しかし，人によっては深刻な副作用を起こすこともあり，血液検査を含む周到な監視を必要とするため，それを服用する本人が最終的な決定をすることが，ことに重要である。

● **いつ薬を服用するかの考察**
　多くの人は，体験が最も強烈なときや苦痛なときに薬を服用するのが

効果的だと感じている。その後では，服用は予防的（再発の可能性を減らすために定期的に服用すること），あるいは断続的（具合が悪いとき，苦しいとき，ストレスを感じたとき）に服用する人もいる。人によっては，薬を予防的に服用することで，苦痛のエピソードや入院を予防することができるようである〈39〉。このような問題を避けるために長期の服用を決める人々は多くいる。しかし，それはすべての人に当てはまるわけではなく，臨床医がゆっくり時間をかけて，何がうまく効くかを試すのを手伝うことが大切となる。人が薬を止めたり，止める決意をした場合，臨床医はその決定を尊重し，その過程で支援をするのが極めて重要なことである。

投薬治療に対する決定をめぐって人々を支援すること

私はしばらくの間神経弛緩薬を飲んでいましたが，ゾンビになったように感じたので，止めることにしました。本を読むことさえできなくなったからです。今でも薬は服用しますが，このごろは副作用があまり出ない，状況を維持できる量に押さえています。声が征服すると脅すときだけ，一時的に量を増やします。　　　　　　　　　　　匿名〈40〉

初めて入院したときは，どの時点においても与えられた薬について意見を聞かれたことなどありませんでした。副作用の可能性について誰も話してくれなかったし，治療についての決定に参加する機会などありませんでした。私の体験は二流の市民としてのもので，私にはとても不快に感じる薬を素直に飲むことが期待されていました。私のことを，私に何も相談せずにスタッフが決めていたので，その人たちが決めたことは信用しないことにしました。チャンスがきたら，絶対に薬を止めると心に決めていました。離脱症状が何か月も続いて，それには精神病の再発とも理解できる「リバウンド」の多動症状も含まれていたので，薬を止めるのはすごく困難なことでした。少なくともその結果として，その後二度の入院をしなければなりませんでしたが，やっと三度目の試みで薬を止めることに成功しました。私はそれを何の支援も得ないでやらなくてはならず，すごくたいへんなことでした。離

> 脱症状にどう取り組んだらいいのか，実際的な方法について専門家のアドバイスが受けられたら，とても助かったのにと思います。でもメンタルヘルスの人たちは，薬を服用しないなら，それは私がメンタルヘルスサービスから離脱したことを意味する，と思っていたようでした。
>
> ルーファス・メイ〈41〉

● **適切な投薬量を見つけ出すこと**

どの薬品にも推奨される投薬量があるが，これもまた，臨床医が本人と時間をかけて最も適切な投薬量を見つけ出す必要がある。

神経弛緩薬については，高用量のほうが少量よりも効果的だというエビデンスは挙がっていないが〈42〉，高用量において副作用が生じる可能性が高まる。このため，精神科医ロイヤルカレッジは，特別な状況においてのみ，高用量を使用すべきだとしている〈43〉。現行のNICEのガイドラインでは，どの時点においても，ただ一種類の神経弛緩薬を使用することを勧めている〈44〉。しかし実際には，高用量と複数の薬がごく頻繁に使用されているように見受けられ，これは私たちが懸念するところである。精神科医ロイヤルカレッジの監査によれば〈45〉，3人のうち1人は最大限の日用量を処方されており，43％の人が2種以上の神経弛緩薬を服用している。

第4部

何を変えていく必要があるのか

第13章

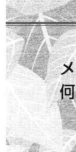

メンタルヘルスサービスは
何を変えていく必要があるのか

キーポイント

▶ メンタルヘルスサービスを計画し，機能させ，組織する方法において，根本的な変革が求められている。
▶ サービスは，メンタルヘルスの領域では，依然としていろいろな議論が進行中であることを念頭に置き，サービス利用者にただ1つの理解の枠組みを受け入れるように主張すべきではない。
▶ 専門家は自分の役割を，疾患を治療するという見方から，無理からぬ苦悩を経験している人々に高度な支援を提供する者であるという見方に変更する必要がある。
▶ サービスの構造は，標準化されたケアのパッケージを提供するのではなく，支援者がそれぞれ特定のニーズに合わせて，支援を仕立て上げる柔軟性を持つようにする必要がある。

　現行のサービスは，さまざまな側面において根本的な改革が必要とされている。そのいくつかは個々の専門家が自分の実践を変えることで達成できるが，その他は政策の転換が必要となる⟨1⟩。

ある物語

　一人の女が自分の所有物である子どもを，悪魔としか言いようのない男に提供しました。二人は笑い合ってその子どもを冒涜し，子どもの純粋な心を奪い取りました…子どもながらにその子が無意識に作り上げた生き残るための方法は，コントロールできるという幻想，つまり，自分に起こったことに対して何らかの影響力を持っているという幻想

を作り出すことでした。絶望的な無力さにもかかわらず，彼女はそのときに持っていたすべての資源（心，身体，精神）を活用して，生き抜くために闘いました。やがて声を聞くようになりました。その声は彼女に話しかけ，慰め，ひとりぼっちではないと感じさせました。後になって，その声は彼女を支配し，脅しましたが，生き残る助けにもなりました…。

　絶望にうちひしがれて，彼女は避難所を提供してくれるはずの場所に庇護を求めました…その避難所の門番は，自分たちは訓練を受けた者，それどころか癒し手であると請け合ってくれたので，彼女は暗闇の世界で苦しんでいる子どもたちのことを話し始めました。すると信じられないことに，その門番たちは悪魔の言葉を繰り返したのです。暗闇の世界など存在しない。お前は正気ではない。病気なのだ。何かおかしなものを持って生まれてきたのだ。彼女は，あたかも顔を張り飛ばされ，倒れたところを蹴られ，再び虐待されたように感じました。これは傷つけ，侮辱するものです。彼女は激しい憤りに気も狂わんばかりでした…避難所を提供するはずの場所が，完全に正気を失いそうなところまで，彼女を追い詰めたのです。

ジャッキー・ディロン『ありふれた女の子の話』より〈2〉

「医療モデル」の域を超える

　少なくとも英国において，現在ほとんどのメンタルヘルスサービスは「医療モデル」に基づいている。これは，声を聞くというような体験は疾病を意味し，脳内の何らかの問題が声を生じさせている，という前提に基づいているからである。この考え方はメンタルヘルス法に正式に記されており，強制収容の根拠となっている。過去においては多くの専門家も，苦悩を与える声や妄想を体験する人々の治療（多くは投薬治療）をせずに回復することはあり得ないと考えていた。この考え方はさらに，治療を提供することは「注意義務」であるいう見方を導き，提供された治療を受けない人は見識に欠けるとする見方を導いた。この報告書が示

したように，この想定は共に根拠のないものである。

　この前提が変わる必要があるのだ。もっと率直で効果的な指針は下記のようなものであろう。

　　メンタルヘルスは論争の場である。精神疾患，統合失調症，あるいは精神病などと呼ばれている体験はまったく現実のものである。それは極度の苦悩を引き起こし，それに対する救助や支援を提供するのは，極めて重要な公共サービスである。このような体験が生じさせるものや苦悩を生み出すものについてはある程度のことはわかっている。しかし，特定の個人が有する問題の原因は常に複雑なものである。そのため何が寄与するか，何が助けとなるかについての知識というのは，常に暫定的なものでしかない。専門家は，何が問題に寄与しているかについて人々の考えを尊重し，協働して取り組む必要がある。自分の問題が疾病であるとする考え方が役に立つと感じる人もいるが，そうではない人もいる。専門家はただ1つの見方を奨励したり，薬の服用や心理療法などのどれか単一の方法が，すべての人に効果的であると伝えるべきではない。そうではなく，どの方法であろうと，役に立つと感じる方法で人々を支援する必要があるし，メンタルヘルスシステムの外側からの支援を，部分的にあるいは包括的に受ける人々もいるという事実を認めるべきである。

　このような考え方は，サービス全体の指針となるべきものであり，主となる多くの専門分野にわたるチームで，あるいはその周辺部に所属する臨床心理士やセラピストの問題だけではないのである。サービス内のチームが自らの実践方法を変更して，すべてのケアを，問題の生物学的側面だけでなく，心理的および社会的なものも含め，さらにサービス利用者との協働の中で作り上げられた「チームのフォーミュレーション」に基盤を置くことが極めて重要なこととなる⟨3⟩⟨4⟩。このことはあらゆるタイプのチームに共通するものである。それらのチームとは地元のメンタルヘルスチーム，従来の外来クリニック，「精神科集中ケア」を含

む居住型や入院患者のユニット、あるいは法医学サービスなどである。

　人々の問題が深刻なものであったり、危機的状況にあるとき、あるいは本人や他の人に危害が及びそうな場合には、難しい決定を余儀なくされることがある。そのような場合には、単純化された医療モデルを当てにしがちになるだろう。「この人は自分の疾病の実態はわかっておらず、必要とあらば強制的にでも収容して投薬をする必要がある」というモデルである。当然のことながら、人々の安全は確保されなくてはならない。しかし、そのような場合には、その人の状況の複雑さを私たちが極力理解し、一体となって包括的なフォーミュレーションを作り出して、最も的確な支援の形を提供すべきである。

家父長主義を協働作業に置き換える

協働作業的同盟

> 明らかに、深刻なメンタルヘルスの問題を抱えて生きている個人は誰でも、真剣に考え、難しい選択をし、おそらく危険度の高い実験を試みなくてはならないことでしょう。そのような状況にある人は皆、その問題点についてじっくり考え、自分にふさわしい決断ができるように手助けをしてくれる人の価値を認めるはずです。方向性を定めた後では、その選択の通りに進んでいくのを可能にしてくれる支援者、そして、その時々に選択を再検討するのを手伝ってくれる支援者を必要とすることでしょう。しかし、これは順守という形式ではなく、協働作業的同盟であるべきです。
>
> レイチェル・パーキンス医師＆ジュリー・レパー医師 (5)

　過去において、サービスは「家父長主義」とでも言うべきアプローチを採用していた。それは、何が一番良いかは専門家が知っており、アドバイスをするのは彼らの仕事だ、という考えである。「患者」の役割はそのアドバイスに従うこと（順守、コンプライアンス）だった。これを

変える必要がある。アドバイスを与えるのではなく，サービス内に働く人間は，自分たちが支援する人々の協働作業者であると考えるべきである。私たちは何が問題へと発展するのか，何が継続させているのか，あるいは何が助けになるかについて，この報告書が述べてきたように，一般的な情報を提供することはできる。しかし，それぞれ個人は異なるので，その人に効果的なものを見つけ出す唯一の方法は，一緒にその特定の状況の中で探索し，さまざまな方法を試すのを支援することしかないのである。

　専門家とサービス利用者の間の信頼に基づいた協働的な関係こそが必須の条件であり，それがどのような専門的な治療と同じく重要なものとなる。長期的な治療は投薬治療を含むどのようなものも，専門家とサービス利用者が肯定的で意味のある協働的関係になければ効果は上がらないことだろう⟨6⟩。スタッフとサービス利用者の効果的な関係は明らかに必要と思われるが，サービスは必ずしもそのような方向で機能していない。

　すべてのサービス利用者は，自分たちが話しかけることができ，穏やかで励ましてくれる，そして決めつけることのない雰囲気の中で考えることができるようにしてくれるスタッフ，さらに利用者が自分の体験について持つ信条を受け入れ，必要とあらばその枠組みの中で働いてくれるスタッフを必要としている。これが，この報告書の中ではおそらく最も重要なメッセージであろう。

● **傾聴**

　協働作業の本質的要素は傾聴である。専門家はしばしば耳を澄ますことの重要さを軽視してしまう。注意深く聞き取ることは，的確な支援を提供するには欠かせないものであり，傾聴自体が支援の強力な一翼となる。メンタルヘルスサービスについて，傾聴の欠落が最も失望的なものだと多くの人が述べている。

傾聴の重要性

15年間にわたって精神科の支援を受けてきましたが，36歳のときに初めてきちんと聞いてくれる人に出会いました。このことが私の転機となり，そこから私は被害者であることから抜け出して自分の体験を認めるようになりました。1人の看護師が私の体験や感情について聞く時間をしっかりと取ってくれたんです。彼女はいつも私を受け入れてくれて，邪魔されないように取り計らってくれました。彼女はポケットベルを消して，電話を外してくれました。そして，部屋の外に人がいるときにはブラインドを下ろしてくれました。そのような行為は私をとても楽にしました。そして彼女は向かい側にではなく，私の隣に座ってくれました…6か月という時間を使って，私は対処する方法を作り上げていきました。一番重要だったことは，彼女が誠実だったことです。彼女が手伝ってくれる意欲や私が語ることへの反応が，とても正直だったのです。このスタッフのおかげで，私はさまざまな対処の手段を開発することができました。

ロン・コールマン〈7〉

患者として過ごした5年間に，子どもの時に体験した性的虐待について，2回ほど話そうとしたことがありました。本当に是が非でも話したくて，それが自分に必要なことがわかっていました。でも，そのようなことについて話すのを，止められたのです。私のMI5（軍事情報活動部第5部）理論と同じようなやり方で，それは拒絶されたんです。「そんなことを話すのは，自分の症状を悪化させるだけですよ」とあるセラピストに言われました。

サリー・エドワーズ

● 疾病モデル以外の見解を認める

　協働作業におけるもう1つの重要な側面は，人々の体験の性質について，本人の信じるところに敬意を払うことである。自分たちの困難を医学的な疾病と見なす人，人生に起こったことに対する反応とみる人，霊的な体験とする人，またこれらすべての組み合わせと考える人がいる。過去において，疾病という見方を拒絶することは「見識のなさ」と見られ，それが「疾病の一部」と見なされることもあった。しかし，人々に

特定の理解の枠組みだけを認めるように主張することは助けとはならない。ことに専門家は，体験がその根底にある疾患からの症状であるという見解を主張すべきではない。そのような考え方を効果的と感じる人もいる反面，そうではない人もいるからだ。

問題を疾病と見なす人

自分が病気なのだと考えることは役に立ちました。この見方は，薬を続け，その用量を漸増する必要があることを受け入れさせてくれました…薬の服用は自分の心理的な洞察を利用するのを助けてくれて，それによって少しずつ回復できました…それでも，これだけは言っておかなくてはなりません。長い期間にわたって，霊的，心理的，そして認知行動的方法で自分を保持する方法が必要でした。そうでなければ，服用量はものすごく増加しただろうと思います。

ピーター・チャドウィック〈8〉

問題を疾病と見なさない人

私の論旨は，次のとおりです。現在確立している精神医学のシステムは，人々が感情的な苦しみの中で自分の人生を管理し，維持しようとするときにはほとんど役に立たないし，その後に自己統制を取り戻そうとする努力を妨げるばかりです。18年もの間診断を下された病気と生きるなんて，肯定的な自己イメージへの誘因にはなりませんよ。病気というのは一方通行の道路と同じで，ことに専門家が回復の理念を放り出して自己満足しているときはね。決して治癒できない病気という考え方は，活力に満ちた開放的な力とはなりません。疾患は犠牲者を生み出します。感情的な苦しみというものを致命的な疫病の一種であるとすることは，多くの犠牲者たちは限られた，無力で実りのない人生を送るはずだと考えることと同じようなものなんです。

ピーター・キャンベル〈9〉

多くの人は自分の問題をどう理解すればよいのかわからないままに，サービスを利用し始める。人々が体験の中で孤立しないようにするこ

と，そして支援はあるのだと専門家が安心させることが重要となる。しかし同時に，その体験の原因についてただ1つの解釈を「押しつけない」ことも重要である。私たちは偏見のない態度を持ち，この報告書のような情報を提供し，人々がそれぞれ独自の状況を理解できるように支援する必要がある。その他のサービス利用者，あるいは，場合によっては自らの意志に反して利用せざるを得なかった人々は，自分たちの困難をめぐって独自の解釈を編み出しており，それについて話し合いたくないと感じている。そのような場合は，情報は提供するとしても，本人の枠組みを尊重し，それに沿って協働作業をする必要があるだろう。これは，「妄想との共謀」と見なす従来のアプローチとは相反するものである。

本人の枠組みや信条の中で協働すること

その臨床心理士との面談では，最初から大きな安堵感がありました。私の「症状」は，また自分の経験に戻って，そのことを話したり，それに関わったり，検討したりするのを阻止することがなくなりました。臨床心理士も積極的に関わってくれました。声との会話を使って，私が聞く声をもっと知りたいと思ってくれたんです。声を聞く体験の細部にわたってその性質を聞きたいと思っている人と話をする機会を持つだけでも，状況を転換するのに十分でした。私が信じていることは妄想だから止めるようにと言う代わりに，彼は私のすべての信条について尋ねてくれたのです。その信条が私にどう感じさせたか，そしてその枠組みの中で私がどのように誠実に生きていけるかに，彼は焦点を当ててくれました。私が体験したことが間違いであり，不合理で意味のないものだと言われたことは決してなかったし，体験を取り除こうとする策略では絶対にありませんでした。目的はその体験についてよく理解することだったのです…。

　書き留めることを通して，私は子どものころと若いころに受けた性的虐待について，臨床心理士と分かち合うことができました。彼が，何が起こったかを理解すること，私がそれについてどう感じ，どう表現したらいいのかを助けてくれました。自分に罪はなかったということを見つけ出し，その恥を正しい所有者に，つまり虐待者に返すよう

にしなくてはなりませんでした。私がずっと押し隠してきた怒りや恥，恐怖，深い悲しみなどを言葉にし始めたとき，私の声は静まり始め，ずいぶん楽になりました。　　　　　　　　　　　サリー・エドワーズ

　先週病棟の見回りの際に，ある人に強姦警告ベルを渡すことにしました。その女性が夜，病棟で強姦されたと信じていたからです。そこは女性だけの病棟で，スタッフは誰も彼女の部屋には入らないことを確信していました。スタッフはその思い込みは妄想だと考えていました。それでも，私たちは警告ベルを渡すことにしました。彼女の思い込みの枠組みの中で働くことにして，それが夜のストレスを減少して回復を助けること，そして緊急病棟から彼女を移すのを助けるかもしれないと考えたからです。　　　　　　サラ・メディング博士（臨床心理士）

　友人たちはあなたが見たり聞いたりすることは実際に見聞きできないでしょうが，それを理解してあなたの現実を認め，体験に敬意を払った言い方をすることはできるのです。
　たとえば，「蛇が私の身体に絡みついてきたとき，私がその大きさや場所をきちんと教えれば，たとえ見えなくても友人は蛇を私から引き離してくれるんです」。　　　　　　　　　　　　　　　　匿名〈10〉

● 「関与」だけではなく協働すること
　専門家は現在の，そして過去のサービス利用者がサービスや治療について語ることに耳を傾けなければならない。傾聴することが，本当に何が効果的であるかを知る唯一の方法だからだ。サービス利用者が，サービス全体の企画を立てることから個々のチームにフィードバックを提供すること，そして一番重要なことは自分たちのケアを計画することに至るまでのすべてのレベルに参加することが，実践の標準となるべきなのである〈11〉。メンタルヘルス問題の実際の体験は，専門家が「本を通して学習したこと」と並行して，重要な知識の資源として認められなくてはならない〈12〉。既にいくつかのNHSトラストで実践されていることだが〈13〉，サービスは，上級の臨床家を含めたスタッフの判断基準に，

個人的なメンタルヘルス問題の体験を組み込むことが望ましい。

何をすべきかを告げるのではなく，人々が選択するのを支援する

● 試してみること

　専門家は，何が効果的であるかを確実に見つけ出すには，その人が実際に試してみるしかない，ということを認める必要がある。私たちの役割は，どのようなものが利用できるか，また他の人々の助けになったものについての情報を提供し，人が選択するのを支援することである。既に述べた「診断」をめぐる問題を考えれば，サービスを利用するに当たって特定の診断（たとえば，統合失調症）は必要とされるべきではない。サービスがどのように組織化されるべきかのガイドライン（「集団」に対してや「方向性」に対するもの）が，このアプローチに沿っているという事実を私たちは理解している〈14〉。しかし，「ケアのパッケージ」としてできあがったものを供給することにますます重点が置かれてきていることに懸念を感じている。支援者は，それぞれのサービス利用者が持つ独自のニーズに添う仕事ができる柔軟性を必要としているのだ〈15〉。

● 話すことを基盤としたセラピー

　NICE による推奨にもかかわらず，いまだにごく少数の人にしか話すことを基盤としたセラピーが提供されていないのは恥ずべきことである〈16〉。心理的な支援はすべての人の手に届くものであるべきだし，精神疾患を体験する人々を支える家族に対しても同様の支援があるべきだろう。

● 薬を服用するか否か

　サービス利用者とその支援者は，提供されるいかなる薬物についても，その長所，短所，副作用，そしてその科学的根拠についての情報を知る権利がある。ことに長期にわたる服用を考慮している場合には，薬の服

用と代替の手立てについて尋ねるように促され，支援されるべきである。専門家は，処方は実用的に行われること，つまり薬が効果的であるかどうか，もしそうならどの薬か，ということは常に試行錯誤の過程からもたらされるという事実を受け入れる必要がある。さらにもし，薬を停止したい場合にはどうすればよいかについての情報を提供し，その過程を支援することも必要である。

● **専門家による支援，同僚の支援や自助グループ**

これまで説明したように，大多数の人は専門家によるどのような治療よりも，コミュニティを基盤とするアプローチや自助グループのアプローチを好むものだ。専門家はさまざまな組織に関連したグループの情報を人々に提供すべきである。それらの組織には，「マインド（Mind）」，「双極性障害 UK（Bipolar UK）」，「精神疾患再考（Rethink Mental Illness）」，「トゥギャザー（Together）」，「内なる声（Intervoice）」，「声を聞く人のネットワーク（Hearing Voices Network）」，「妄想ネットワーク（Paranoia Network）」などがある。

権利と期待を明確にする

どのような治療も，効果があると同時に害を与える可能性があり，インフォームド・コンセントの原則は最重要事項である。人々は ECT から投薬治療，心理療法をも含めて，治療を拒否する権利を有する。

すべてのサービスは，利用者が何を期待できるかを明確に設定した説明書を公表すべきだろう〈17〉。何が可能であるかはサービスによって異なるが，肝腎な点はそれを明確にすることだ。NICE は英国におけるメンタルヘルスサービス内で，人々が権利として期待できる事柄を書き出している〈18〉。

事例
コミュニティ・サービスにおいて利用者が何を期待できるかについての声明書

クライアントは次の権利を有する。

- 敬意を払われた治療
- 治療，あるいは特定の介入手段を拒否すること
- 随時質問ができること
- 担当スタッフに会えるかどうか，またその待ち時間について知ること
- 登録，訓練，経験などを含む，担当スタッフの資格の詳細な情報を入手すること
- 担当スタッフの専門領域や限界について，詳細な情報を入手すること
- 担当スタッフの心理療法に関する方向性や，日常的に使うテクニックについての詳細な情報を入手すること
- 診断が下された場合には，その診断についての詳細な情報を入手すること
- 自分に適した担当スタッフが見つかるまで，多くのスタッフに相談すること
- 身体的，性的，あるいは感情的な虐待の可能性のない，安全な場を提供されること
- 治療やケアについて，文書に書かれた契約に同意すること
- 自分の治療について，他のスタッフを含めて誰にでも相談できること
- 自分のライフスタイルを選び，それを担当スタッフに尊重してもらうこと
- 担当スタッフの心理療法に関する価値基準，背景，姿勢などについて質問し，誠実な答えを受け取ること
- 担当スタッフに心理療法や治療についての評価を依頼すること
- 守秘義務の境界について，詳細な情報を入手すること
- 記述あるいは録音された自分の心理療法や治療について，またそれを入手する権利について詳細な情報を入手すること
- 心理療法あるいは治療をどの時点でも中止できること
- 自ら選択した個人情報だけを伝えること
- 心理療法や治療について，文書に書いた報告書を要請すること
- 自分の心理療法や治療についての記述された要約を入手すること

措置入院や精神衛生法の施行を削減する

● **精神病院の文化を変革する**

　メンタルヘルス病棟は嫌悪感を持たせる場所となることがあり，ことに困難を疾病とは捉えない人にとってはなおさらであろう。このことが精神衛生法を行使して人々を病院に収容する必要性の生じる主な理由と言えよう。人々が危機状態に陥ったときに行きたいと感じ，この報告書に要約されたアプローチに基づいたケアが提供されるような場所を作り出す必要がある。緊急病棟は，ここに述べられた原則にそって機能するように変えられなくてはならない。どの地区にも少なくとも1か所は，医療機関以外のクライシスハウスが用意されるべきである。

　精神病を持つ人々が受ける不適切なケアは，人々の苦悩を拡大する…大多数の人は精神病院内のユニットで，一定の期間を過ごすが，これらの病棟は疲労した看護師たちが基本的なケアや支援を提供することのできない，恐怖に満ちた場所となってしまっている。スタッフがその「処理能力」を増大しなければならないという圧力のために，必要とされる心理的な介入や社会的な復帰を犠牲にして，投薬が優先されることになる。さらに，あまりにも非治療的な病棟もあるため，人々が再発を起こして介護や休養が必要なときにも率先して戻ろうとはしないことがある。結果として，措置入院の率が高くなってしまうのだ。
　　　　　　　　　　ロビン・マレイ教授（統合失調症委員会委員長）〈19〉

● **メンタルヘルス法は本質的に差別的なのか**

　多くの心理学者が，精神病を病むと判断された人々にだけ適応される別個の法律の存在は差別的であると感じている。ことに，ここに述べてきたように，精神病という考え方に存在する問題を考慮した場合には，である。

● 強制された薬の服用は正当化されうるものか

　心理学者の中には，本人の安全を保持するためには強制的な身柄拘束は時に正当化されうるが，強制的な投薬を正当化するのはますます困難になりつつある，と考える者がいる。国連の「拷問およびその他の残酷で非人間的，下劣な取り扱い」についての特別報告官は，強制投薬，ECT（電気けいれん療法），精神外科治療，拘束，および隔離を含む強制的な精神科治療の禁止を呼びかけている[20]。

強制

僕は強制的な治療を主張しないケアモデルなら，どのような代替のものであっても考慮する心の準備があります。僕は今でも，また意志に反して入院させられ，薬漬けにされる悪夢で目を覚ますことがあります。今働いているコミュニティワークの中で，誤解されたり入院が必要だと判断されたりしないように，必死になっているクライアントがわかるんです。自分の自由を失う恐怖というのは，メンタルヘルスケアの中で協働的に働くときのすごく大きな障害なんです。そのために，措置入院や鍵のかかった病棟を，与えられたもの，または本質的に必要なものと見なさないことが非常に重要だと信じています。

ルーファス・メイ[21]

研究の方法を改革する

　まず，これまでの研究は生物学的な異常を探求することに重きを置きすぎてきた。研究の焦点は，人々の人生における出来事やその環境に向けられるべきで，それらが社会的，心理的あるいは生物学的側面において与える影響についても研究されるべきである。

　研究資金の問題もまた重要である。従来は製薬会社が「統合失調症」の医学的研究の多くに資金を供給してきた。このことはいくつかの深刻な問題を提起する。第一に，精神病の体験をする傾向は本質的に生物学

的な現象であるという前提に，研究が基づいていることが多い。この報告書が論証してきたように，この前提と，統合失調症の診断を下された人は誰でも薬を服用すべきであるという見解には，次々と異議が申し立てられている。製薬会社による資金提供をめぐる第二の争点は，研究成果の信頼性とバイアスにある。製薬会社が資金援助した研究は，効果的な結果を選択して公表し，否定的な結果は公表していないという懸念が，いくつもの調査によって裏づけされている[22][23][24]。薬品業界の既得権益による深刻な影響は，「製薬会社と統合失調症：奔走する資本主義と狂気の出会い」という論文に要約されている[25]。ここで早急に必要とされるのは，製薬会社から離れた独立の研究資金と，心理的，社会的，そして自助努力に焦点を当てた研究であろう。

メンタルヘルスケアの専門家の訓練とその支援方法を変革する

話すことを基盤とした特定のセラピーを利用可能にすることよりも，さらに重要なことは，おそらく，すべてのメンタルヘルスの支援者たちがこの報告書に書かれている情報を知っていることであろう。多くのスタッフは精神病における心理的な観点については知っておらず，この報告書に記された研究にはなじみがないことだろう。この報告書の根本的なメッセージとは，「精神病的な」体験は「一般的な」体験と同じ方法で理解できるものであり，同じように取り組むことができるものだ，ということである[26]。このメッセージが資格取得前と資格取得後における訓練の核心を成すものである必要がある。「精神病再訪（Psychosis Revisited）」[27]という２日間の訓練コース用のマニュアルが既にあり，これは私たちが以前に出版した報告書に基づいて企画されたもので，実際に精神病の体験を持つ人が専門家と共に提供するものである。人々がどのように自分の困難を理解するか，また何が効果的であり，何が役に立たないか，という視点において，個人的な体験を持つ人からの訓練は不可欠なものである。ヘルスケア専門職カウンシルは最近，専門家の訓

練コースにサービス利用者の参加を義務づけている[28]。

心理関係サービスの初期治療，あるいは第二次治療に携わるカウンセラーやセラピストが精神病の体験を持つ人々を相手にする際に十分な訓練がなされていないことが多い。実際に，そのようなサービスが，精神病を持つ人々を除外することもある。これは変える必要がある。

このような変革は，必ずしも多額の費用がかかるわけではない。ここで提案していることは，専門家の訓練や仕事へのアプローチを変えることであって，必ずしもさらに多くのスタッフを雇用することではない。訓練には費用がかかるが，すでにそこに費用を当てているので，精神病の性質に関する理解を反映していくことが求められるのである。私たちが推奨しているのは，資源を増大することではなく，もっと本質的なことである。すなわち，サービスの背後にある手本となる考え方の変革なのだ[29]。

最後に，スタッフが人々の必要としている思いやりや情緒面の支援を提供できるのは，スタッフ自身がその組織から支援や共感を寄せられたときであり，スタッフに対する要求が妥当なものであるときであろう。批判を口にすることを急ぐのではなく，メンタルヘルス内の仕事がいかに厳しいものかを認め，また社会の中でそれがいかに大切なものであるかを認めることが，一番重要なことであろう[30]。

第14章

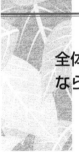

全体として何を変えていかなければならないか

キーポイント

▶「私たちとあの人たち」とか,「正常」な人と「精神疾患」故に違った人,という区別は存在しない。私たちはすべて共に存在し,互いに助け合う必要がある。
▶苦悩をもたらす「精神病」を真剣に防ぎたいのであれば,私たちははく奪,虐待,格差に立ち向かわなくてはならない。

私たちは皆,同じ場所にいるのだと捉えること
—— 「私たち」と「彼ら」の境は存在しない

　この報告書の最も重要なメッセージとは,「精神病」と「正常」との間に境となる線は存在しないということである。「私たち」に相対する「彼ら」は存在しない。私たちは皆,同じ場所にいる。時々声を聞く者は多くいるし,周辺の人々にはわからないような恐怖や信条を持つ者も多い。ストレスが高まれば,このような体験が次第に精神疾患に変わっていく可能性は誰にでもある。「精神病」というものは,それを見る人の意識の中に形作られることがある。たとえば,ある人が隣人と折り合いが悪く,怖がっていて,何か悪いことが起こったときはその人たちが手を貸していると考えるとすれば,それはいつ「妄想」に変化するのだろうか？　私たちは考え方を変え,「私たち」と「彼ら」というのは存在せず,私たちは皆,置かれた状況で最大の努力をするものだ,という捉え方をする必要があるのだ。

予防に焦点を当てる

蛇口を止めずに，床の水を拭き取るのは意味がない。
　　　　　　　　　　　　　　公共医療サークルでの言い習わし⟨1⟩

私たちが拭き取るのと同じ早さで苦悩を生み出す社会の中で，私たちは仕事をしているのです。　　　　　　　ルーシー・ジョンストン医師⟨2⟩

　この報告書では，苦悩を高める精神病の体験を生じさせる複合的な原因を浮き彫りにしてきた。楽観的な材料は，これらの原因の多くは何らかの手立てをとることができるものだ，ということである。ここで身体的な領域における公衆衛生との類似点を挙げてみよう。すなわち，踏まなければいけない段階は経済的，社会的，さらには政治的なものだということである。公衆衛生の施策が巨大な違いを生み出したという例は，19世紀，リバプール市におけるウィリアム・ダンカン医師である。ビクトリア朝の大多数の医師と同様に，ダンカンは特権階級の出身だった。しかし，リバプール市の労働者階級の中で一般医として働いたダンカンは，貧困と不健康の関係に興味を持ち，患者たちの生活環境について調査を始めた。彼はその貧困に衝撃を受けると共に，住宅環境とコレラ，天然痘，発疹チフスなどのような病気の大発生との関連性を発見した。そこで彼は生涯をかけて生活環境の改善運動を起こし，住宅の改善，上水道や排水溝の改善に努めたのである。それは結果として何千人もの健康の増進に結びついた。さて，メンタルヘルスにおいて，上水道や公衆衛生と同じ価値を持つものは何だろうか？　2つのものがことに重要であることが論証されている。それは安全と平等である。この2点については以下の文章で取り扱うが，同時に私たちの社会でメンタルヘルスの問題の発生を少なくするために取り組む必要があると考えられる課題についても言及する。

● 予防：安全

　安全で不安のない状態を体験するためには，基本的なニーズが満たされていなければならない。このことが，苦痛を伴う精神病の体験を持ち続ける人々の数を減らすために，貧困，ことに子どもの貧困を削減する努力をしなければならない理由である。

　安全で不安のない状態を体験するには，権力の座に就く人々を信頼できることも必要である。ことに，子どもたちが成長する段階で，世話をすることを委せられている大人たちを信頼できなくてはならない。このことが，精神病や他のメンタルヘルスの問題を予防するために，子どもの虐待やネグレクトを削減しなくてはいけない理由である。私たちは皆，教員，ソーシャルワーカー，保健師，一般医，そして警察と共に働き，子どもたちに対する性的あるいは身体的，そして感情的な虐待やネグレクト，いじめなどの危険信号に早期に対応する必要がある。さらに親として，近辺の環境が子どもたちに悪影響を与えると感じた場合には，支援を求める必要があるだろう。このようなことに晒された子どもたちは，支援と養育保護を必要とする。それが提供された場合には，たとえば後年声を聞いたりする可能性はかなり低くなるというエビデンスが示されている〈3〉。

● 予防：平等

　エビデンスによれば，深刻な感情的苦悩に大きく寄与するものは，貧困だけでなく，ことに収入の不平等，すなわち社会における富裕層と貧困層の格差の広がりである。社会学者であるリチャード・ウィルキンソンとケイト・ピケットはその著書『平等社会：経済成長に代わる，次の目標』の中で，メンタルヘルスの問題は富裕層と貧困層の差が最大の国で最も高く，格差の少ない国では非常に低い，と述べている〈4〉。平等な社会は，信頼の高さと妄想症の少なさとに結びついている。このことは，私たちの努力目標をまず個人に向けるかわりに，社会における不平等を改善することが「精神疾患」の率を軽減することに役立つかもしれないことを，示唆している。

● **予防：差別と抑圧を削減する**

　1994年に出版された古典的論文には，「環境の失敗：抑圧が精神病理学の唯一の原因」という題名がつけられた⁽⁵⁾。この題名をあまりに急進的と感じる人もいるだろうが，抑圧に曝された人々，ことに差別（人種差別，同性愛嫌悪，性的差別，障害やメンタルヘルスを理由とした差別）を体験した人々は，精神病の体験を持つ危険性が高いのである。私たちは差別と闘い，もっと寛容で受容性の高い社会を作るべく，働きかけるべきだろう。

● **予防：害のある薬物を削減し，服用の原因に取り組む**

　アルコール飲料は疑いもなく，薬物使用についての最も深刻な公衆衛生の課題だが，大麻やその他の薬物も一般的なメンタルヘルスの問題，特に精神病の問題に結びついている。気晴らしのための薬物の過剰な使用は，使用者が精神病の危機状態を体験する可能性と結びついているようだ。このことは必ずしも薬物の取締を強化する必要があることを意味しない。いわゆる「薬物に対する闘い」は成果を上げているようには見えないし，薬物の所有や使用を非犯罪化することは，健康維持への積極的な第一歩であると主張する人々もいるくらいなのだ。つまり，人々を薬物使用に向かわせるような，貧困や不平等，失業，希望のなさ，社会における権利をはく奪されたような感覚など，社会問題に取り組むことが大切であろう。

● **予防：精神の健全性を維持するために，私たちは何をすべきか**

　ここまで，本章では苦悩をもたらす「精神病」を，人々が体験する危険性を減少するために何をすべきかについて述べてきた。しかし，私たちが自分自身のメンタルヘルスを保護するためにできることがあると，研究は示唆している。第一に，私たちは自分の身体に気を配るべきだ。すでに述べたように，日常的に質の高い睡眠を取ることが極めて重要であり，栄養のある食物を食べ，運動をして外気や緑の空間に触れることが大切だ。気分転換のための薬物は，たとえアルコール飲料や大麻のよ

うなごく一般的なものでも，用心深く利用するべきだろう。私たちの社会的環境は極めて大切なので，家族や友人，同僚との関係に気を配り，ストレスの原因となるものは解決のための措置をとるべきである。金銭的な悩みというのはもっとも一般的なストレス要因である。収入というのは多くの場合私たちの権限を超えたところにあるが，借金を解消することに取り組み，引退の計画を立て，自分たちの家計を管理し，将来のプランを立てることはできる（心理学者はこれを「適応コーピング」と呼んでいる）。

　最後に，私たちは皆，親しい者が亡くなるような，人生における深刻な出来事に遭遇する。このようなことが起こるのを防ぐことはできないが，それにどう対応するかについてはある程度制御することができる。たとえば，私たちは結論を急いだり，個人的に攻撃されたと感じることはないだろうか？　自分の習慣的な反応がなぜ，どうして繰り返されるのかについて，友人やカウンセラーとじっくり話してみるのも役に立つことがある。ここでは，新経済基金（New Economics Foundation）による「幸福に到達する5つの方法」(6)という構想も役立つかもしれない。

「メンタルヘルス」を基盤として偏見や差別と闘わなくてはならない

　この報告書では，自分の実体験のみならず，周辺の人々の反応に，私たちがいかに影響を受けるかについて述べてきた。たとえば，「精神疾患を病む」人々は，しばしば深刻な，時には乗り越えることのできないほどの偏見や拒絶，社会的な疎外を受け，それが回復への障害となる。多くの人々にとって，誤った情報に基づく偏見のほうが，本来のメンタルヘルスの問題よりも深刻な障害となるのである(7)。これまであまりに多くの人々は，メディアが流す不正確なイメージをうのみにして，メンタルヘルスに問題を持つ人々に偏見を抱き，その人々が無能で信頼がおけず，予測不可能で危険であると考えてきた。

　マスメディアは，多くの人にとってメンタルヘルスに関する唯一の情

報源である。ところが、そこに描き出された像は多くの場合助けにはならない。残念ながら、奇妙な出来事に関する恐ろしい物語のほうがニュースバリューがあることになっているからだ⟨8⟩。もう1つの理由は肯定的な情報がジャーナリストの手に入りにくいことである。他の情報源がないために、ジャーナリストは訴訟事件や取り調べなどに頼ることになってしまう。このことは明らかに犯罪や悲劇の物語が優勢となることに結びついてしまう。ジャーナリストへの訓練と共に、代替の情報源が、今非常に必要とされているのである。

　私たちはこの報告書が、メンタルヘルスの問題を持つ人々に対する偏見が、人種偏見や性差別と同様に許されないものだと考える方向に、一般の人々の態度が大きく変化する動きに貢献することを期待しているのだ。

私が夢見ること

　いつの日か、自分のメンタルヘルスの問題について語ることが、周りの人の興味以上のものに映らないこと。
　精神病院で一定期間過ごした後で職場に戻り、同僚たちがその話題を微妙に避けるのではなくて、どうだったか、と私に聞いてくれること。
　いつの日か、私たちの首相が自らのメンタルヘルスの問題についておおらかに語るのが見られること。

　　　　　　　レイチェル・パーキンス医師　OBE（大英帝国勲位）⟨9⟩

文　献

● はじめに

1. Jones, S., Lobban, F. & Cooke, A. (2010). *Understanding bipolar disorder: Why some people experience extreme mood states and what can help*. Division of Clinical Psychology. Leicester: The British Psychological Society. Available from www.bpsshop.org.uk/Understanding-Bipolar-Disorder-P1280.aspx

● 要旨

1. Jones, S., Lobban, F. & Cooke, A. (2010). *Understanding bipolar disorder: Why some people experience extreme mood states and what can help*. Division of Clinical Psychology. Leicester: The British Psychological Society. Available from www.bpsshop.org.uk/Understanding-Bipolar-Disorder-P1280.aspx
2. British Psychological Society Division of Clinical Psychology (in preparation). *Understanding 'depression': Why people experience persistent low mood and what can help*. Leicester, BPS. www.understandingdepression.net

● 第1章

1. Jones, S., Lobban, F. & Cooke, A. (2010). *Understanding bipolar disorder: Why some people experience extreme mood states and what can help*. Division of Clinical Psychology. Leicester: The British Psychological Society. Available from www.bpsshop.org.uk/Understanding-Bipolar-Disorder-P1280.aspx
2. British Psychological Society Division of Clinical Psychology (in preparation). *Understanding 'depression': Why people experience persistent low mood and what can help*. Leicester, BPS. www.understandingdepression.net
3. Jones, S., Lobban, F. & Cooke, A. (2010). *Understanding bipolar disorder: Why some people experience extreme mood states and what can help*. Division of Clinical Psychology. Leicester: The British Psychological Society. Available from www.bpsshop.org.uk/Understanding-Bipolar-Disorder-P1280.aspx
4. Goldberg, T. E., Aloia, M., Gourovitch, M. C., Missar, D., Pickar, D. & Weinberger, D. R. (1998). Cognitive substrates of thought disorder, I: The semantic system. *American Journal of Psychiatry, 155*, 1671-1676. http://journals.psychiatryonline.org/data/Journals/AJP/3695/1671.pdf
5. Rachel. (2013). *Experiences of psychosis: First episode of psychosis*. Retrieved 17 January 2014 from http://healthtalkonline.org/content/rachel-interview-14-1
6. Graham. (2013). *Experiences of psychosis: First episode of psychosis*. Retrieved 17 January 2014 from http://healthtalkonline.org/content/graham-interview-27
7. May, R. (2013). Retrieved 24 October 24 2013 from www.rufusmay.com/
8. Miriam. (2012). Personal accounts of paranoia. Retrieved 17 January 2014 from Paranoid Thoughts: www.paranoidthoughts.com/accounts.php

9. Gelder, M., Gath, D. & Mayou, R. (1983). *Oxford textbook of psychiatry*. Oxford: Oxford University Press.

10. May, R. (2013). Retrieved 24 October 24 2013 from www.rufusmay.com/

11. Miriam. (2012). Personal accounts of paranoia. Retrieved 17 January 2014, from www.paranoidthoughts.com/accounts.php

12. Mary. In Jackson, L., Hayward, M. & Cooke, A. (2011). Developing positive relationships with voices: A preliminary grounded theory. *International Journal of Social Psychiatry, 57*(5), 487-495: http://isp.sagepub.com/content/early/2010/06/30/0020764010368624.full.pdf

13. Bidois, E. (2012). A cultural and personal perspective of psychosis. In J. Geekie, P. Randal, D. Lampshire, & J. Read (Eds.), *Experiencing psychosis: Personal and professional perspectives* (pp.35-43). London: Routledge.

● 第2章

1. British Psychological Society (2000). *Recent advances in understanding mental illness and psychotic experiences*. Division of Clinical Psychology. Leicester: British Psychological Society. www.schizophrenia.com/research/Rep03.pdf

2. Bentall, R. P. (2003). *Madness explained: psychosis and human nature*. London: Penguin Books.

3. Van Os, J., Hansen, M., Bijl, R. & Ravelli, A. (2000). Strauss (1969) revisited: Evidence for a psychosis continuum in the general population? *Schizophrenia Research, 45*(1-2), 11-20. http://www.sciencedirect.com/science/article/pii/S0920996499002248

4. Johns, L. C., Kompus, K., Connell, M., Humpston, C., Lincoln, T. M., Longden, E. et al. (2014). Auditory verbal hallucinations in persons with and without a need for care. *Schizophrenia Bulletin, 40*(4), S255-S264. http://schizophreniabulletin.oxfordjournals.org/content/40/Suppl_4/S255.full.pdf+html

5. Schizophrenia Commission (2012). *The abandoned illness: A report from the Schizophrenia Commission*. London: Rethink Mental Illness. www.rethink.org/media/514093/TSC_main_report_14_nov.pdf

6. Beavan, V., Read, J. & Cartwright, C. (2011). The prevalence of voice-hearers in the general population: a literature review. *Journal of Mental Health, 20*(3), 281-292. http://informahealthcare.com/doi/pdf/10.3109/09638237.2011.562262

7. Van Os, J., Kenis, G. & Rutten, B. P. (2010). The environment and schizophrenia. *Nature, 468*(7321), 203-212. www.ncbi.nlm.nih.gov/pubmed/21068828

8. Freeman, D., Garety, P. A., Bebbington, P. E., Smith, B., Rollinson, R., Fowler, D. et al. (2005). Psychological investigation of the structure of paranoia in a non-clinical population. *British Journal of Psychiatry, 186*, 427-435. www.nelft.nhs.uk/_documentbank/Paranoia_paper_2005.pdf

9. Karen. (2012). Voices and positive feelings. In M. Hayward, C. Strauss, & D. Kingdon (Eds.), *Overcoming distressing voices: A self-help guide using cognitive behavioral techniques*. London: Constable & Robinson.

10. Romme, M. & Escher, S. (1993). *Accepting voices*. London: MIND Publications.

11. Romme, M., & Escher, S. (1993). *Accepting voices*. London: MIND Publications.

● 第3章

1. Andrew, E., Gray, N.S. & Snowden, R.J. (2008). The relationship between trauma and beliefs

about hearing voices: A study of psychiatric and non-psychiatric voice hearers. *Psychological Medicine, 38*(10), 1409-1417. http://psych.cf.ac.uk/home2/snowden/2008_PsychMed_Andrews%20etal.pdf

2. Bentall, R. P. (2003). *Madness explained: psychosis and human nature.* London: Penguin Books.
3. Freeman, D., Garety, P. A., Bebbington, P. E., Smith, B., Rollinson, R., Fowler, D. et al. (2005). Psychological investigation of the structure of paranoia in a non-clinical population. *British Journal of Psychiatry, 186*, 427-435. www.nelft.nhs.uk/_documentbank/Paranoia_paper_2005.pdf
4. Adam. (2010). Experiencing suspicious thoughts and paranoia: An account. *Schizophrenia Bulletin, 37*(4), 656-658. www.ncbi.nlm.nih.gov/pmc/articles/PMC3122296/pdf/sbq123.pdf
5. Romme, M., Escher, S., Dillon, J., Corstens, D. & Morris, M. (2009). *Living with Voices: 50 Stories of Recovery.* Ross-on-Wye: PCCS.
6. Amber. (2012). *Personal accounts of paranoia.* Retrieved 17 January 2014 from Paranoid Thoughts: www.paranoidthoughts.com/accounts.php
7. Beavan, V., Read, J. & Cartwright, C. (2011). The prevalence of voice-hearers in the general population: a literature review. *Journal of Mental Health, 20*(3), 281-292. http://informahealthcare.com/doi/pdf/10.3109/09638237.2011.562262
8. Bebbington, P. E., McBride, O., Steel, C., Kuipers, E., Radovanovic, M., Brugha, T. et al. (2013). The structure of paranoia in the general population. *British Journal of Psychiatry, 202*, 419-427. http://bjp.rcpsych.org/content/202/6/419.full.pdf+html
9. Van Os, J., Linscott, R. J., Myin-Germeys, I., Delespaul, P. & Krabbendam, L. (2009). A systematic review and meta-analysis of the psychosis continuum: evidence for a psychosis proneness- persistence-impairment model of psychotic disorder. *Psychological Medicine, 39*(2), 179-195. http://journals.cambridge.org/action/displayAbstract?fromPage=online&aid=3405404
10. Hemsley, D.R. (1993). A simple (or simplistic?) cognitive model of schizophrenia. *Behaviour Research and Therapy, 31*, 633-646. www.sciencedirect.com/science/article/pii/000579679390116C
11. Jackson, L., Hayward, M. & Cooke, A. (2011). Developing positive relationships with voices: A preliminary grounded theory. *International Journal of Social Psychiatry, 57*(5), 487-495. http://isp.sagepub.com/content/57/5/487.long
12. Clarke, I. (2010). *Psychosis and spirituality: Consolidating the new paradigm* (2nd edn.). London: Wiley Blackwell.
13. Heriot-Maitland, C., Knight, M. & Peters, E. (2012). A qualitative comparison of psychotic-like phenomena in clinical and non-clinical populations. *British Journal of Clinical Psychology, 51*(1), 37-53. www.ncbi.nlm.nih.gov/pubmed/22268540
14. Romme, M. & Escher, S. (1993). *Accepting voices.* London: MIND Publications.
15. Bhugra, D. (1996). *Psychiatry and religion.* London: Routledge.
16. The Icarus Project (2013). *The Icarus Project: Navigating the space between brilliance and madness.* Retrieved 11 November 2013 from www.theicarusproject.net
17. American Psychiatric Association (2013). *Diagnostic and statistical manual of mental disorders* (fifth edn.). Arlington, VA: American Psychiatric Association Publishing. 日本精神神経学会（日本語版用語監修） 2014 DSM-5 精神疾患の診断・統計マニュアル 医学書院
18. Hacking, I. (2013, August 8). Lost in the forest. (M. Wilmers, Ed.) *London Review of Books, 35*(15), 7-8. www.lrb.co.uk/v35/n15/ian-hacking/lost-in-the-forest

文献

19. Kirk, S. & Kutchins, H. (1994). The myth of the reliability of the DSM. *Journal of Mind and Behaviour, 15*, 71-86. www.academyanalyticarts.org/kirk&kutchins.htm

20. Van Os, J., Gilvarry, C., Bale, R., Van Horn, E., Tattan, T., White, I. et al. (1999). A comparison of the utility of dimensional and categorical representations of psychosis. *Psychological Medicine, 29*(3), 595-605. www.ncbi.nlm.nih.gov/pubmed/10405080

21. Griffiths, R. (nd). *Inquiry into the 'schizophrenia' label*. Retrieved 21 May 2014, from www.schizophreniainquiry.org

22. Mill, J. S. (2014, January 17). *John Stuart Mill*. Retrieved 22 January 2014 from www.en.wikiquote.org/wiki/John_Stuart_Mill

23. Van Os, J., Linscott, R. J., Myin-Germeys, I., Delespaul, P. & Krabbendam, L. (2009). A systematic review and meta-analysis of the psychosis continuum: evidence for a psychosis proneness- persistence-impairment model of psychotic disorder. *Psychological Medicine, 39*(2), 179-195. http://dare.ubvu.vu.nl/bitstream/handle/1871/23548/239125.pdf?sequence=1

24. Insel, T. (2013, April 29). *Directors blog: Transforming diagnosis*. Retrieved 11 January 2014 from www.nimh.nih.gov/about/director/2013/transforming-diagnosis.shtml

25. American Psychiatric Association (2013). *Diagnostic and statistical manual of mental disorders* (fifth edn.). Arlington, VA: American Psychiatric Association Publishing. 日本精神神経学会（日本語版用語監修） 2014 DSM-5 精神疾患の診断・統計マニュアル 医学書院

26. Campbell, J. K., O'Rourke, M. & Slater, M. (2011). *Carving nature at its joints: Natural kinds in metaphysics and science*. Cambridge, MA: MIT Press.

27. Beavan, V., Read, J. & Cartwright, C. (2011). The prevalence of voice-hearers in the general population: a literature review. *Journal of Mental Health, 20*(3), 281-292. http://informahealthcare.com/doi/pdf/10.3109/09638237.2011.562262

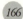

28. National Institute of Mental Health (2013). *Research domain criteria (RDoC)*. Retrieved 2 January 2014 from www.nimh.nih.gov/research-priorities/rdoc/ index.shtml?utm_source=govdelivery&utm_medium=email&utm_campaign=govdelivery

29. Collins, N. (2010, July 28). *Eccentrics 'could be diagnosed with mental disorders'*. Retrieved 14 November 2013 from www.telegraph.co.uk/health/healthnews/7913122/Eccentrics-could-be-diagnosed-with-mental-disorders.html

30. Berkson, J. (1950). Are there two regressions? Journal of the American Statistical Association, 45(250), 164-180. www.jstor.org/stable/pdfplus/2280676.pdf?acceptTC=true&jpdConfirm=true

31. Maric, N., Myin-Germeys, I., Delespaul, P., de Graaf, R., Vollebergh, W. & Van Os, J. (2004). Is our concept of schizophrenia influenced by Berkson's bias? *Social Psychiatry and Psychiatric Epidemiology, 39*(8), 600-605. www.ncbi.nlm.nih.gov/pubmed/15300739

32. Vázquez-Barquero, J. L., Lastra, I., Cuesta Nuñez, M.J., Herrera Castanedo, S. & Dunn, G. (1996). Patterns of positive and negative symptoms in first episode schizophrenia. *British Journal of Psychiatry, 168*(6), 693-701. www.researchgate.net/publication/14428625_Patterns_of_positive_and_negative_symptoms_in_first_episode_schizophrenia

33. Maric, N., Myin-Germeys, I., Delespaul, P., de Graaf, R., Vollebergh, W. & Van Os, J. (2004). Is our concept of schizophrenia influenced by Berkson's bias? *Social Psychiatry and Psychiatric Epidemiology, 39*(8), 600-605. www.ncbi.nlm.nih.gov/pubmed/15300739

34. Ronald, A., Sieradzka, D., Cardno, A. G., Haworth, C. M., McGuire, P. & Freeman, D. (2013). Characterization of psychotic experiences in adolescence using the specific psychotic experiences questionnaire: Findings from a study of 5000 16-year-old twins. *Schizophrenia Bulletin*,

2013(Sep). http://schizophreniabulletin.oxfordjournals.org/content/early/2013/09/21/ schbul. sbt106.full.pdf+html

35. Cohen, P. & Cohen, J. (1984.) The clinician's illusion. *Archives of General Psychiatry, 41*(12). http://people.uncw.edu/leccil/psy525/cohen%20and%20cohenscan0002.pdf

36. Pitt, E., Kilbride, M., Nothard, S., Welford, M. & Morrison, A. P. (2007). Researching recovery from psychosis: a user-led project. *The Psychiatrist, 31*, 55-60. http://pb.rcpsych.org/content/31/2/55.full.pdf+html

37. Boyle, M. (2013). The persistence of medicalisation: Is the presentation of alternatives part of the problem? In S. Coles, S. Keenan, & B. Diamond (Eds.), *Madness contested: Power and practice*. Ross-on-Wye: PCCS Books.

38. Falk, K. (2010). In British Psychological Society *Understanding Bipolar Disorder: Why some people experience extreme mood states and what can help*, p.32. Leicester: British Psychological Society.

39. Rethink (2010). *Recovery insights: Learning from lived experience*. London: Rethink. www.rethink.org/resources/r/recovery-insights

40. Pitt, E., Kilbride, M., Nothard, S., Welford, M. & Morrison, A. P. (2007). Researching recovery from psychosis: a user-led project. *The Psychiatrist, 31*, 55-60. http://pb.rcpsych.org/content/31/2/55.full.pdf+html

41. Horn, N., Johnstone, L. & Brooke, S. (2007). Some service user perspectives on the diagnosis of borderline personality disorder. *Journal of Mental Health, 16*(2), 255-269. http://informahealthcare.com/doi/pdf/10.1080/09638230601056371

42. Thornicroft, G., Brohan, E., Rose, D., Sartorius, N., Leese, M. & the Indigo Study Group (2009). Global pattern of experienced and anticipated discrimination against people with schizophrenia: a cross-sectional survey. *Lancet, 9661*, 408-415. http://tinyurl.com/n3pc9yh

43. Social Exclusion Unit (2004). *Mental health and social exclusion*. London: Office of the Deputy Prime Minister. www.socialfirmsuk.co.uk/resources/library/mental-health-and-social- exclusion-social-exclusion-unit-report

44. Mehta, S. & Farina, A. (1997). Is being 'sick' really better? The effect of the disease view of mental disorder on stigma. *Journal of Social and Clinical Psychology, 16*, 405-419. http://guilfordjournals.com/doi/pdf/10.1521/jscp.1997.16.4.405

45. Marwaha, S., Johnson, S., Bebbington, P., Stafford, M., Angermeyer, M. C., Brugha, T., Azorin, J.-M., Kilian, R., Hansen, K. & Toumi, M. (2007). Rates and correlates of employment in people with schizophrenia living in the UK, France and Germany. *British Journal of Psychiatry, 191*(1), 30-37. http://bjp.rcpsych.org/content/191/1/30.full

46. Angermeyer, M. C., Holzinger, A., Carta, M. G. & Schomerus, G. (2011). Biogenetic explanations and public acceptance of mental illness: systematic review of population studies. *British Journal of Psychiatry, 199*, 367-372. http://bjp.rcpsych.org/content/199/5/367.full.pdf+html

47. Read, J., Haslam, N., Sayce, L. & Davies, E. (2006). Prejudice and schizophrenia: a review of the 'mental illness is an illness like any other' approach. *Acta Psychiatrica Scandinavica, 114*, 303-318. http://onlinelibrary.wiley.com/doi/10.1111/j.1600-0447.2006.00824.x/pdf

48. Cooke, A. (2008). Problems associated with the use of the concept of mental illness. In T. Stickley & T. Basset (Eds.), *Learning about mental health practice* (pp.329-346). Chichester: John Wiley & Sons Ltd. Available from http://tinyurl.com/mk4qyc5

49. Herman, J. (1997). *Trauma and recovery: The aftermath of violence - from domestic abuse to*

文献

political terror (new edn). New York: Basic Books. 中井久夫（訳）1999 トラウマと回復 みすず書房（増補版）

50. British Psychological Society (2010). *Understanding bipolar disorder: Why some people experience extreme mood states and what can help*, p.65. Leicester: British Psychological Society. www.bpsshop.org.uk/Understanding-Bipolar-Disorder-P1280.aspx

51. Campbell, P. (2010). Surviving the system. In T. Basset & T. Stickley (Eds.), *Voices of experience: Narratives of mental health survivors*, p.22. Chichester: Wiley-Blackwell.

52. Deegan, P. E. (1993). Recovering our sense of value after being labelled mentally ill. *Journal of Psychosocial Nursing and Mental Health Services, 31*(4), 7-11. www.ncbi.nlm.nih.gov/pubmed/8487230

53. Pembroke, L. R. (2012). *Self harm perspectives from personal experience*, p.36. Retrieved from http://kreativeinterventions.com/SelfHarmPerspectivesfromPersonalExperience.pdf

54. Henry. In Barham, P. & Hayward, R. (1995). *Re-locating madness: from the mental patient to the person*. London: Free Association Books.

55. British Psychological Society (2013). *Division of Clinical Psychology position statement on the classification of behaviour and experience in relation to functional psychiatric diagnoses: time for a paradigm shift*. Leicester: British Psychological Society. http://dcp.bps.org.uk/document-download-area/document- download$.cfm?restart=true&file_uuid=9EF109E9-0FB3-ED4F-DF84-310F745854CB

56. Division of Clinical Psychology (2011). *Good practice guidelines on the use of psychological formulation*. Leicester: British Psychological Society. http://shop.bps.org.uk/good-practice-guidelines-on-the-use-of-psychological-formulation.html

57. Schizophrenia Commission (2012). *The abandoned illness: A report from the Schizophrenia Commission*. London: Rethink Mental Illness. www.rethink.org/media/514093/TSC_main_report_14_nov.pdf

58. Griffiths, R. (nd). *Inquiry into the 'Schizophrenia' label*. Retrieved 21 May 2014 from www.schizophreniainquiry.org

59. British Psychological Society (2012). *Response to the American Psychiatric Association: DSM-5 development*. Retrieved 31 October 2013 from www.bps.org.uk/news/british- psychological-still-has-concerns-over-dsm-v

60. American Psychiatric Association (2013). *Diagnostic and statistical manual of mental disorders, Fifth Edition (DSM-5)*. American Psychiatric Association. www.dsm5.org/

61. World Health Organization (2010). *ICD-10 Version: 2010*. Retrieved 21 May 21 from www.apps.who.int/classifications/icd10/browse/2010/en

62. Division of Clinical Psychology (2013). *Classification of behaviour and experience in relation to functional psychiatric diagnoses: Time for a paradigm shift*. Leicester: British Psychological Society.

63. DxSummit. (2014). *DxSummit*. Retrieved 21 May 2014 from www.dxsummit.org

64. Division of Clinical Psychology (2011). *Good practice guidelines on the use of psychological formulation*. Leicester: British Psychological Society. http://shop.bps.org.uk/good-practice-guidelines-on-the-use-of-psychological-formulation.html

65. Division of Clinical Psychology (2011). *Good practice guidelines on the use of psychological formulation*. Leicester: British Psychological Society. http://shop.bps.org.uk/good-practice-guidelines-on-the-use-of-psychological-formulation.html

66. Johnstone, L. & Dallos, R. (2013). *Formulation in psychology and psychotherapy*. Hove: Routledge.

● 第4章

1. Van Os, J., Linscott, R. J., Myin-Germeys, I., Delespaul, P. & Krabbendam, L. (2009). A systematic review and meta-analysis of the psychosis continuum: evidence for a psychosis proneness- persistence-impairment model of psychotic disorder. *Psychological Medicine, 39*(2), 179-195. http://tinyurl.com/ovt6mll

2. Slade, M., Amering, M. & Oades, L. (2008). Recovery: an international perspective. *Epidemiologia e Psichiatria Sociale, 17*, 128-137. www.ncbi.nlm.nih.gov/pubmed/18589629

3. Whitaker, R. (2002). *Mad in America*. Cambridge, MA: Perseus Publishing.

4. Zipursky, R., Reilly, T. & Murray, R. (2012). The myth of schizophrenia as a progressive brain disease. *Schizophrenia Bulletin, 135*. http://schizophreniabulletin.oxfordjournals.org/content/39/6/1363.full.pdf+html

5. Shepherd, G., Boardman, J. & Slade, M. (2008, March 17). Making recovery a reality. Retrieved 11 November 2013 from Sainsbury Centre for Mental Health: www.centreformentalhealth.org.uk/pdfs/Making_recovery_a_reality_policy_paper.pdf

6. Bebbington, P. E., Wilkins, S., Jones, P., Foerster, A., Murray, R. M., Toone, B. et al. (1993). Life events and psychosis: Initial results from the Camberwell Collaborative Psychosis Study. *British Journal of Psychiatry, 162*, 358-362. http://bjp.rcpsych.org/content/162/1/72.full.pdf

7. May, R. (2000). Routes to recovery from psychosis: The routes of a clinical psychologist. *Clinical Psychology Forum, 146*, 6-10.

8. Meddings, S. & Perkins, R. (2002). What 'getting better' means to staff and users of a rehabilitation service. *Journal of Mental Health, 11*, 319-325. http://informahealthcare.com/doi/pdf/10.1080/09638230020023697

9. Pitt, E., Kilbride, M., Nothard, S., Welford, M. & Morrison, A.P. (2007). Researching recovery from psychosis: a user-led project. *The Psychiatrist, 31*, 55-60. http://pb.rcpsych.org/content/31/2/55.full.pdf+html

10. Slade, M. (2010). Measuring recovery in mental health services. *Israel Journal of Psychiatry, 47*, 206-212. http://europepmc.org/abstract/MED/21149985

11. Greenwood, K., Sweeney, A., Williams, S., Garety, P., Kuipers, E., Scott, J. et al. (2010). CHoice of outcome in Cbt for psychosEs (CHOICE): The development of a new service user-led outcome measure of CBT for psychosis. *Schizophrenia Bulletin, 36*(1), 126-135. http://tinyurl.com/k6o4m68

12. Neil, S., Kilbride, M., Pitt, E., Nothard, S., Welford, M., Sellwood, W. et al. (2009). The questionnaire about the process of recovery (QPR): A measurement tool developed in collaboration with service users. *Psychosis: Psychological, Social and Integrative Approaches, 1*(2), 145-155. www.tandfonline.com/doi/pdf/10.1080/17522430902913450

13. Leamy, M., Bird, V., Le Boutillier, C., Williams, J. & Slade, M. (2011). Conceptual framework for personal recovery in mental health: systematic review and narrative synthesis. *British Journal of Psychiatry, 199*(6), 445-452. http://bjp.rcpsych.org/content/199/6/445.full.pdf+html

14. Lilly, R. (2005). About a psychiatrist. In A. Clare & S. Cuthbert (Eds.), *Developing practice in community mental health care. Trainers manual*. Brighton: Pavilion/Mental Health Foundation/City & Guilds Affinity.

15. Schrank, B., Bird, V., Rudnick, A. & Slade, M. (2012). Determinants, self-management strategies and interventions for hope in people with mental disorders: systematic search and narrative review. *Social Science and Medicine, 74*, 554-564. http://www.sciencedirect.com/science/article/pii/S0277953611007209

16. Warner, R. (1985). *Recovery from schizophrenia: Psychiatry and political economy*. London: Routledge, Kegan Paul. 西野直樹・中井久夫（監訳）2005　統合失調症からの回復　岩崎学術出版社

17. Boydell, J., Bebbington, P., Bhavsar, V., Kravariti, E., van Os, J., Murray, R. M. et al. (2013). Unemployment, ethnicity and psychosis. *Acta Psychiatrica Scandinavica, 127*, 202-209. http://onlinelibrary.wiley.com/doi/10.1111/j.1600-0447.2012.01921.x/pdf

18. Rinaldi, M., Mcneil, K., Firn, M., Koletsi, M., Perkins, R. & Singh, S. P. (2004). What are the benefits of evidence-based supported employment for patients with first-episode psychosis. *The Psychiatrist, 28*, 281-284. http://pb.rcpsych.org/content/28/8/281.full.pdf+html

19. Social Exclusion Unit (2004). *Mental health and social exclusion*. London: Office of The Deputy Prime Minister. www.nfao.org/Useful_Websites/MH_Social_Exclusion_report_summary.pdf

20. Wilkinson, R. & Pickett, K. (2010). *The spirit level: Why equality is better for everyone*. London: Penguin Books. 酒井泰介（訳）2010　平等社会—経済成長に代わる次の目標　東洋経済新報社

21. Tew, J., Ramon, S., Slade, M., Bird, V., Melton, J. & Le Boutillier, C. (2012). Social factors and recovery from mental health difficulties: a review of the evidence. *British Journal of Social Work, 42*, 443-460. http://bjsw.oxfordjournals.org/content/early/2011/06/15/bjsw.bcr076.full.pdf+html

22. Evert, H., Harvey, C., Trauer, T. & Herrman, H. (2003). The relationship between social networks and occupational and self-care functioning in people with psychosis. *Social Psychiatry and Psychiatric Epidemiology, 38*(4), 180-188. http://link.springer.com/article/10.1007/s00127-003-0617-4#

23. Topor, A., Borg, M., Mezzina, R., Sells, D., Marin, I. & Davidson, L. (2006). The role of family, friends and professionals in the recovery process. *American Journal of Psychiatric Rehabilitation, 9*(1), 17-37. http://recoverydevon.co.uk/download/Toporetal2006.pdf

24. Large, M., Nielssen, O., Slade, T. & Harris, A. (2008). Measurement and reporting of the duration of untreated psychosis. *Early Intervention in Psychiatry, 2*(1), 201-211. www.ncbi.nlm.nih.gov/pubmed/21352155

25. Taylor, P. J. & Gunn, J. (1999). Homicides by people with mental illness: Myth and reality. *British Journal of Psychiatry, 174*, 9-14. http://bjp.rcpsych.org/content/174/1/9.full.pdf+html

26. Large, M., Nielssen, O., Slade, T. & Harris, A. (2008). Measurement and reporting of the duration of untreated psychosis. *Early Intervention in Psychiatry, 2*(1), 201-211. http://onlinelibrary.wiley.com/doi/10.1111/j.1751-7893.2008.00080.x/pdf

27. Elbogen, E. & Johnson, S. (2009). The intricate link between violence and mental disorder. *Archives of General Psychiatry, 66*, 152-161. http://archpsyc.jamanetwork.com/article.aspx?articleid=210191

28. Tartakovsky, M. (2009). Media's damaging depictions of mental illness. Retrieved 30 January 2014 from http://psychcentral.com/lib/medias-damaging-depictions-of-mental-illness/0002220

29. CSIP/Shift (2006). *Mind over matter: Improving media reporting of mental health*. London: Sainsbury Centre for Mental Health, Mental Health Media, Rethink. www.centreformentalhealth.org.uk/pdfs/mindovermatter_summary.pdf

30. Time to Change (2013). *Soaps and dramas: Research*. Retrieved 30 January 2014 from www.time-

to-change.org.uk/media-centre/media-advisory-service/soaps-dramas#research
31. Time to Change (2009). Screening madness: A century of negative movie stereotypes of mental illness. Retrieved 30 January 2014 from www.time-to-change.org.uk/sites/ default/files/film-report-screening-madness-time-to-change.pdf
32. Pettitt, B., Greenhead, S., Khalifeh, H., Drennan, V., Hart, T., Hogg, J. et al. (2013). *At risk, yet dismissed*. London: Victim Support. https://www.victimsupport.org.uk/sites/default/files/At%20 risk%20full.pdf
33. Freedland, J. (1998, January 21). Out of the bin and glad to be mad. *The Guardian*. www.ctono. freeserve.co.uk/id64.htm

● 第2部序論

1. Geekie, J. & Read, J. (2009). *Making sense of madness: Contesting the meaning of schizophrenia*. London: Routledge.
2. Bentall, R. P. (2003). *Madness explained: Psychosis and human nature*. London: Penguin Books.

● 第5章

1. Lilly UK. (2012, April). *Schizophrenia*. Retrieved 7 November 2013 from https://lilly.co.uk/your-health/schizophrenia
2. Holttum, S. (2014, February 20). *Seduced by biology: The BBC, black dog and biological bias*. Retrieved 24 April 2014, from http://discursiveoftunbridgewells.blogspot.co.uk/2014/02/seduced-by-biology-bbc-black-dog-and.html
3. Van Os, J., Rutten, B. P. & Poulton, R. (2008). Gene environment interactions in schizophrenia: review of epidemiological findings and future directions. *Schizophrenia Bulletin, 34*, 1066-1082. http://schizophreniabulletin.oxfordjournals.org/content/34/6/1066.full.pdf
4. Bentall, R. (2010). *Doctoring the mind: Why psychiatric treatments fail*. London: Penguin Books.
5. Crow, T. (2008). The emperors of the schizophrenia polygene have no clothes. *Psychological Medicine, 38*, 1681-1685. http://journals.cambridge.org/action/displayFulltext?type=1&fid=2638172&jid=PSM&volumeI d=38&issueId=12&aid=2638164&bodyId=&membershipNumber=&soci etyETOCSession=
6. Joseph, J. (2006). *The missing gene: Psychiatry, heredity and the fruitless search for genes*. New York: Algora Publishing.
7. Joseph, J. (2013). *The crumbling pillars of behavioral genetic*s. Retrieved 18 April 2013 from www.councilforresponsiblegenetics.org/GeneWatch/GeneWatchPage.aspx?pageId=384
8. National Human Genome Research Institute (2013, 7 November). *Genome-wide association studies*. Retrieved 13 December 2013 from www.genome.gov./20019523
9. Smoller, J. W., Craddock, N. & Kendler, K. (2013, April 20). Identification of risk loci with shared effects on five major psychiatric disorders: a genome-wide analysis. *The Lancet, 381*(9875), 1371-1379. http://www.sciencedirect.com/science/article/pii/S0140673612621291
10. Gallagher, J. (2013, Feb 28). *Five psychiatric disorders linked*. Retrieved 18 December 2013 from www.bbc.co.uk/news/health-21613924
11. Feilden, T. (2013, May 17). *Building a biological model of mental illness*. Retrieved 18 December 2013 from http://bbc.co.uk/news/science-environment-22566508

文献

12. Hamshere, M. L., Stergiakouli, E., Langley, K., Martin, J., Holmans, P., Kent, L. et al. (2013, 1 Aug). A shared polygenic contribution between childhood ADHD and adult schizophrenia. *British Journal of Psychiatry, 203*, 81-83. http://bjp.rcpsych.org/content/203/2/107.full.pdf+html

13. Aron, E.N. (1999). *The highly sensitive person: How to thrive when the world overwhelms you.* London: Thorsons. 冨田香里（訳）2008 ささいなことにもすぐに「動揺」してしまうあなたへ ソフトバンククリエイティブ

14. Van Os, J., Rutten, B. P. & Poulton, R. (2008). Gene environment interactions in schizophrenia: review of epidemiological findings and future directions. *Schizophrenia Bulletin, 34*, 1066-1082. http://schizophreniabulletin.oxfordjournals.org/content/34/6/1066.full.pdf+html

15. Kuepper, R., Morrison, P. D., van Os, J., Murray, R. M., Kenis, G. & Henquet, C. (2010, August). Does dopamine mediate the psychosis-inducing effects of cannabis? A review and integration of findings across disciplines. *Schizophrenia Research, 121*(1), 107-117. http://www.schres-journal.com/article/S0920-9964(10)01352-6/abstract

16. Howes, O. D., & Kapur, S. (2009, March 26). The dopamine hypothesis of schizophrenia: Version III - The final common pathway. *Schizophrenia Bulletin, 35*(3), 549-562. http://schizophreniabulletin.oxfordjournals.org/content/35/3/549.full.pdf+html

17. Howes, O. D., & Kapur, S. (2009, Match 26). The dopamine hypothesis of schizophrenia: Version III - The final common pathway. *Schizophrenia Bulletin, 35*(3), 549-562. http://schizophreniabulletin.oxfordjournals.org/content/35/3/549.full.pdf+html

18. Kapur, S. & Mamo, D. (2003, October). Half a century of antipsychotics and still a central role for dopamine D2 receptors. *Progress in Neuro-Psychopharmacology and Biological Psychiatry, 27*(7), 1081-1090. www.sciencedirect.com/science/article/pii/S0278584603002173

19. Geyer, M. A. & Vollenweider, F. X. (2008, Sept). Serotonin research: contributions to understanding psychoses. *Trends in Pharmacological Sciences, 29*(9), 445-453. www.sciencedirect.com/science/article/pii/S0165614708001545

20. Javitt, D. C. (2010). Glutamatergic theories of schizophrenia. *Israel Journal of Psychiatry and Related Sciences, 47*(1), 4-16. http://doctorsonly.co.il/wp-content/uploads/2011/12/2010_1_2.pdf

21. Weinberger, D. (2013). *Glutamate and schizophrenia*. Retrieved 18 December 2013 from www.dnalc.org/view/1173-Glutamate-and-Schizophrenia.html

22. Shenton, M. E., Whitford, T. J. & Kubicki, M. (2010, September). Structural neuroimaging in schizophrenia from methods to insights to treatments. *Dialogues in Clinical Neuroscience, 12*(3), 317-332. www.ncbi.nlm.nih.gov/pmc/articles/PMC3181976/pdf/DialoguesClinNeurosci-12-317.pdf

23. Kubicki, M., McCarley, R., Westin, C. F., Park, H. J., Maier, S., Kikinis, R. et al. (2007). A review of diffusion tensor imaging studies in schizophrenia. *Journal of Psychiatric Research, 41*(1), 15-30. www.sciencedirect.com/science/article/pii/S0022395605000671

24. Keshavan, M. S., Dick, E., Mankowski, I., Harenski, K., Montrose, D. M., Diwadkar, V. et al. (2002, December 1). Decreased left amygdala and hippocampal volumes in young offspring at risk for schizophrenia. *Schizophrenia Research, 58*(2-3), 173-183. http://www.sciencedirect.com/science/article/pii/S0920996401004042

25. Moncrieff, J. & Leo, J. (2010). A systematic review of the effects of antipsychotic drugs on brain volume. *Psychological Medicine, 40*, 1409-1422. http://journals.cambridge.org/action/displayAbstract?fromPage=online&aid=7863198

26. Maguire, E. A., Gadian, D. G., Johnsrude, I. S., Good, C. D., Ashburner, J., Frackowiak, R. S. et

al. (2000). Navigation-related structural change in the hippocampi of taxi drivers. *Proceedings of the National Academy of Sciences of the United States of America, 97*(8), 4398-4403. www.pnas.org/content/97/8/4398.full

27. Hoy, K., Barrett, S. & Shannon, C. (2012). Childhood trauma and hippocampal and amygdalar volumes in first-episode psychosis. *Schizophrenia Bulletin, 38*(6), 112-1169. http://schizophreniabulletin.oxfordjournals.org/content/early/2011/07/28/ schbul.sbr085.full.pdf+html

28. Read, J. & Bentall, R. P. (2012). Negative childhood experiences and mental health: theoretical, clinical and primary prevention implications. *British Journal of Psychiatry, 200*, 89-91. http://bjp.rcpsych.org/content/200/2/89.full.pdf+html

29. Selten, J.-P., van der Ven, E., Rutten, B. P. F. & Cantor-Graee, E. (2013). The social defeat hypothesis of schizophrenia: An update. *Schizophrenia Bulletin, 134*. Retrieved 23 September 2013 from http://schizophreniabulletin.oxfordjournals.org/content/early/2013/09/21/schbul.sbt134.abstract

30. Kumari, V. (2011). Sex differences and hormonal influences in human sensorimotor gating: Implications for schizophrenia. *Biological Basis of Sex Differences in Psychopharmacology, 8*, 141-154. www.ncbi.nlm.nih.gov/pubmed/21374020

31. American Psychiatric Association (2013). *Diagnostic and statistical manual of mental disorders* (5th edn.). Arlington, VA: American Psychiatric Publishing. 日本精神神経学会（日本語版用語監修） 2014 DSM-5 精神疾患の診断・統計マニュアル 医学書院

32. Kupfer, D. (2013). *Chair of DSM-5 Task Force responds to NIMH.* Retrieved 13 December 2013 from https://www.madinamerica.com/2013/05/chair-of-dsm-5-task-force-admits-lack-of- validity/

33. Boyle, M. (2004). Preventing a non-existent illness?: Some issues in the prevention of 'schizophrenia'. *Journal of Primary Prevention, 24*(4), 445-469. http://link.springer.com/article/10.1023%2FB%3AJOPP.0000024801.34886.a7#

34. Bentall, R. P. & Varese, F. (2012) A level playing field?: Are bio-genetic and psychosocial studies evaluated by the same standards? *Psychosis, 4*(3), 183-190. www.tandfonline.com/doi/pdf/10.1080/17522439.2012.729856

● 第6章

1. Read, J., Magliano, L. & Beavan, V. (2013). Public beliefs about the causes of 'schizophrenia': Bad things happen and can drive you crazy. In J. Read & J. Dillon (Eds.), *Models of madness: Psychological, social and biological approaches to psychosis.* (pp.143-156). London: Routledge.

2. Varese, F., Smeets, F. & Drukker, M. (2012). Childhood trauma increases the risk of psychosis: A meta analysis of patient-control, prospective and cross sectional cohort studies. *Schizophrenia Bulletin, 38*(4), 661-671. http://schizophreniabulletin.oxfordjournals.org/content/early/2012/03/28/schbul.sbs050.full.pdf+html

3. Read, J. & Bentall, R. P. (2012). Negative childhood experiences and mental health: theoretical, clinical and primary prevention implications. *British Journal of Psychiatry, 200*, 89-91. http://bjp.rcpsych.org/content/200/2/89.full.pdf+html

4. Read, J., Fink, P. J., Rudegeair, T., Felitti V. & Whitfield, C. L. (2008, October). Child maltreatment and psychosis: A return to a genuinely integrated bio-psycho-social model. *Clinical Schizophrenia & Related Psychoses, 2*(3), 235-254: www.integration.samhsa.gov/pbhci- learning-community/child_maltreatment_and_psychosis.pdf

5. Bentall, R. P., Wickham, S., Shevlin, M. & Varese, F. (2012, April). Do specific early-life

文献

adversities lead to specific symptoms of psychosis? A study. *Schizophrenia Bulletin, 38*(4), 734-740. http://schizophreniabulletin.oxfordjournals.org/content/early/2012/04/09/schbul.sbs049.full.pdf+html

6. Rudgeair, T. & Farrelly, S. (2008). Pharmocotherapy in the collaborative treatment of trauma-induced dissociation and psychosis. In I. Moskowitz, I. Schafer & M. J. Dorahy (Eds.), *Psychosis, trauma and dissociation: Emerging perspectives on severe psychopathology* (pp.307-318). Oxford: Wiley-Blackwell.

7. Moskowitz, A., Read, J., Farrelly, S., Rudgeair, T. & Williams, O. (2009). Are psychotic symptoms traumatic in origin and dissociative in kind? In P. F. Dell & J. A. O'Neill (Eds.), *Dissociation and the dissociative disorders: DSM-V and beyond.* (pp.521-534). New York: Routledge.

8. Longden, E., Madill, A. & Waterman, M. G. (2012). Dissociation, trauma and the role of the lived experience: Toward a new conceptualization of voice hearing. *Psychological Bulletin, 138*(1), 28-76. http://content.apa.org/journals/bul/138/1/28

9. Ross, C. A. (2012). Dissociative schizophrenia. In A. Moskowitz, I. Schafer, & M. J. Dorahy (Eds.), *Psychosis, trauma and dissociation: Emerging perspectives on severe psychopathology* (pp.281-293). Oxford: Wiley-Blackwell.

10. Read, J. & Bentall, R. P. (2012). Negative childhood experiences and mental health: theoretical, clinical and primary prevention implications. *British Journal of Psychiatry, 200,* 89-91. http://bjp.rcpsych.org/content/200/2/89.full.pdf+html

11. Johnstone, L. (2011). Can traumatic events traumatize people? Trauma, madness and 'psychosis'. In M. Rapley, J. Moncrieff & J. Dillon (Eds.), *De-medicalizing mental illness. psychology, psychiatry and the human condition.* (pp. 99-109). Basingstoke: Palgrave Macmillan.

12. Josephine. (2012). *Personal accounts of paranoia.* (D. Freeman, Producer, & South London and Maudsley NHS Foundation Trust and Wellcome Trust) Retrieved 20 December 2013 from www.paranoidthoughts.com/accounts.php

13. Daan Marsman (2009) In M. Romme, S. Escher, J. Dillon, D. Corstens & M. Morris (2009). *Living with voices: 50 stories of recovery.* Ross-on-Wye: PCCS, p.15.

14. Janice. (2012). *Personal accounts of paranoia.* (D. Freeman, Producer, & South london and Maudsley NHS Foundation Trust and Wellcome Trust) Retrieved 20 December 2013 from www.paranoidthoughts.com/accounts.php

15. Read, J. & Sanders, P. (2010). A *straight talking introduction to the causes of mental health problems.* Ross-on-Wye: PCCS Books.

16. Kuipers, E., Onwumere, J. & Bebbington, P. (2010). Cognitive model of caregiving in psychosis. *British Journal of Psychiatry, 196,* 259-265. http://bjp.rcpsych.org/content/196/4/259.full.pdf+html

17. Sen, D. (2002). *The world is full of laughter.* Brentwood: Chipmunka Publishing.

18. Midlands Psychology Group (2012). Draft manifesto for a social materialist psychology of distress. *Journal of Critical Psychology, Counselling and Psychotherapy, 12*(2), 93-107. www.midpsy.org/draft_manifesto.htm

19. Kirkbride, J. B., Jones, P. B., Ullrich, S. & Coid, J.W. (2012). Social deprivation, inequality, and the neighborhood-level incidence of psychotic syndromes in East London. *Schizophrenia Bulletin, 151.* http://schizophreniabulletin.oxfordjournals.org/content/40/1/169.full.pdf+html

20. Wilkinson, R. & Pickett, K. (2010). *The spirit level: Why equality is better for everyone.* London: Penguin Books. 酒井泰介（訳） 2010 平等社会──経済成長に代わる次の目標 東洋経済新報社

21. Fearon, P., Kirkbride, J. B., Morgan, C., Dazzan, P., Morgan, K., Lloyd, T. et al. (2006, November).

Incidence of schizophrenia and other psychoses in ethnic minority groups: results from the MRC AESOP Study. *Psychological Medicine, 36*(11), 1541-1550. http://journals.cambridge.org/action/displayAbstract?fromPage=online&aid=522892

22. Fernando, S. (2003). *Cultural diversity, mental health and psychiatry: The struggle against racism.* Hove: Brunner-Routledge.

● 第7章

1. Pitt, E., Kilbride, M., Nothard, S., Welford, M. & Morrison, A.P. (2007). Researching recovery from psychosis: A user-led project. *The Psychiatrist, 31*, 55-60. http://pb.rcpsych.org/content/31/2/55.full.pdf+html
2. Cromby, J. & Harper, D. J. (2009). Paranoia: a social account. *Theory and Psychology, 19*(3), 335-361. http://homepages.lboro.ac.uk/~hujc4/Paranoia%20a%20social%20account.pdf
3. Bentall, R. P., Wickham, S., Shevlin, M. & Varese, F. (2012). Do specific early-life adversities lead to specific symptoms of psychosis? A study. *Schizophrenia Bulletin, 38*(4), 734-740. http://schizophreniabulletin.oxfordjournals.org/content/early/2012/04/09/schbul.sbs049.full.pdf+html
4. McGuire, P. K., Murray, R. M. & Shah, G. M. (1993). Increased blood flow in Broca's area during auditory hallucinations. *Lancet, 342*, 703-706. www.sciencedirect.com/science/article/pii/014067369391707S
5. Waters, F., Allen, P., Aleman, A., Fernyhough, C., Woodward, T. S., Badcock, J. C., et al. (2012, June). Auditory hallucinations in schizophrenia and nonschizophrenia populations: a review and integrated model of cognitive mechanisms. *Schizophrenia Bulletin, 38*(4), 683-693. http://schizophreniabulletin.oxfordjournals.org/content/38/4/683.long
6. Hayward, M. (2014). Interpersonal relating and voice hearing: To what extent does relating to the voice reflect social relating? *Psychology and Psychotherapy: Theory, Research and Practice, 76*(4), 369-383. www.ncbi.nlm.nih.gov/pubmed/14670187
7. Longden, E. (2013, February 28). *Eleanor Longden: Learning from voices in my head.* Retrieved 11 July 2013 from www.ted.com/talks/eleanor_longden_the_voices_in_my_head
8. Warman, D. & Martin, J. M. (2006). Cognitive insight and delusion proneness: an investigation using the Beck Cognitive Insight Scale. *Schizophrenia Research, 84*(2), 297-304. http://www.sciencedirect.com/science/article/pii/S0920996406000727
9. Freeman, D., Garety, P. A., Kuipers, E., Fowler, D. & Bebbington, P. E. (2002). A cognitive model of persecutory delusions. *British Journal of Clinical Psychology, 41*, 331-347. http://onlinelibrary.wiley.com/doi/10.1348/014466502760387461/pdf
10. Bentall, R. P., Corcoran, R., Howard, R., Blackwood, N. & Kinderman, P. (2001). Persecutory delusions: A review and theoretical integration. *Clinical Psychology Review, 21*(8), 1143-1192. http://www.sciencedirect.com/science/article/pii/S0272735801001064
11. Garety P. A., Freeman, D., Jolley, S., Dunn, G., Bebbington, P., Fowler, D., Kuipers, E. & Dudley, R. (2005). Reasoning, emotions and delusional conviction in psychosis. *Journal of Abnormal Psychology, 114*, 373-384. http://psycnet.apa.org/journals/abn/114/3/373/
12. Dudley, R. E., John, C. H., Young, A. W. & Over, D. E. (1997). The effect of self referent-material on the reasoning of people with delusions. *British Journal of Clinical Psychology, 36(*4), 574-584. http://onlinelibrary.wiley.com/doi/10.1111/j.2044-8260.1997.tb01262.x/pdf
13. Freeman, D. (2007, May). Suspicious minds: the psychology of persecutory delusions. *Clinical Psychology Review, 27*(4), 425-457. http://www.sciencedirect.com/science/article/pii/

S0272735806001553

14. Frith, C. D. & Corcoran, R. (1996, May). Exploring 'theory of mind' in people with schizophrenia. *Psychological Medicine, 26*(3), 521-530. http://journals.cambridge.org/download.php?file=%2FPSM%2FPSM26_03%2FS0033291700035601a.pdf&code=020cabbb51bafa14e5fb4dfe7e2a40f0

15. Addington, J., Penn, D., Woods, S. W., Addington, D. & Perkins, D. O. (2008). Social functioning in individuals at clinical high risk for psychosis. *Schizophrenia Research, 99*(1-3), 119-124. http://tinyurl.com/lrj77va

16. Hemsley, D. R. (2005). The development of a cognitive model of schizophrenia: Placing it in context. *Neuroscience & Behavioral Reviews, 29*(6), 977-988. www.sciencedirect.com/science/article/pii/S0149763405000849

17. Hepworth, C., Startup, H. & Freeman, D. (2011, September). Developing treatments of persistent persecutory delusions: the impact of an emotional processing and metacognitive awareness intervention. *Journal of Nervous & Mental Disease, 199*(9), 653-658. www.ncbi.nlm.nih.gov/pubmed/21878778

18. Adam. (2010, October 24). Experiencing suspicious thoughts and paranoia: An account. *Schizophrenia Bulletin, 37*(4), 656-658: http://schizophreniabulletin.oxfordjournals.org/content/37/4/656.full?sid=0a3fbf23-648f-4533-934f-7aa6abbd498c

19. May, R. (2001, February 6). *Taking a stand*. (F. Keane, interviewer) http://rufusmay.com/index.php?option=com_content&task=view&id=34&Itemid=29

20. Garety, P. A., Kuipers, E., Fowler, D., Freeman, D. & Bebbington, P. E. (2001). A cognitive model of the positive symptoms of psychosis. *Psychological Medicine, 31*, 189-195. http://eprints.ucl.ac.uk/7199/1/7199.pdf

21. Morrison, A. P. (2001, July). The interpretation of intrusions in psychosis: An integrative cognitive approach to hallucinations and delusions. *Behavioural and Cognitive Psychotherapy, 39*(3), 257-276. http://feltoninstitute.org/approach/morrisonsinterpretationofintrusions.pdf

22. Peters, E., Lataster, T., Greenwood, K., Kuipers, E., Scott, J., Williams, S. et al. (2012). Appraisals, psychotic symptoms and affect in daily life. *Psychological Medicine, 42*, 1013-1023. http://journals.cambridge.org/download.php?file=%2FPSM%2FPSM42_05%2FS0033291711001802a.pdf&code=a85f88eca646c3b1a69d566e33aeaf5e

23. Morrison, A. P. (2001, July). The interpretation of intrusions in psychosis: An integrative cognitive approach to hallucinations and delusions. *Behavioural and Cognitive Psychotherapy, 39*(3), 257-276. http://journals.cambridge.org/action/displayAbstract;jsessionid=FE8DAA20534970E02306D6D A404E5A37.journals?fromPage=online&aid=80756

24. Morrison, A. P., Haddock, G. & Tarrier, N. (1995). Intrusive thoughts and auditory hallucinations: A cognitive approach. *Behavioural and Cognitive Psychotherapy, 23*, 265-280. http://journals.cambridge.org/action/displayAbstract?fromPage=online&aid=5091208

25. Poe, E. A. (1850). *Eleonora*. Retrieved 20 December 2013 from http://poestories.com/read/eleonora

26. Slade, M. (2009). *Personal recovery and mental illness*. Cambridge: Cambridge University Press.

27. Kiser, S. (2004). An existential case study of madness: encounters with divine affliction. *Journal of Humanistic Psychology, 44*(4), 431-454. http://jhp.sagepub.com/content/44/4/431.full.pdf+html

28. Jackson, M. & Fulford, K. W. (2002). Psychosis good and bad: Values-based practice and the distinction between pathological and non-pathological forms of psychotic experience. *Philosophy, Psychiatry & Psychology, 9*(4), 387-394. http://muse.jhu.edu/ journals/philosophy_psychiatry_

and_psychology/v009/9.4jackson.pdf

29. Elam, J. (1999). *Dancing with God through the storm: Mysticism and mental illness.* Pendle Hill Publications.

30. Nelson, B. & Rawlings, D. (2010). Relating schizotypy and personality to the phenomonology of creativity. *Schizophrenia Bulletin, 36*(2), 388-399. www.ncbi.nlm.nih.gov/pmc/articles/PMC2833116/pdf/sbn098.pdf

31. Fink, A., Weber, B., Koschutnig, K., Benedek, M., Reishofer, G., Ebner, F. et al. (2013). Creativity and schizotypy from the neuroscience perspective. *Cognitive, Affective & Behavioral Neuroscience.* Springer US: http://link.springer.com/article/10.3758/s13415-013-0210-6

32. Schuldberg, D., French, C., Stone, B. L. & Heberle, J. (1988). Creativity and schizotypal traits. Creativity test scores and perceptual aberration, magical ideation, and impulsive nonconformity. *Journal of Nervous and Mental Diseases, 176*(11), 648-657. http://journals.lww.com/jonmd/Abstract/1988/11000/Creativity_and_Schizotypal_Traits_Creat ivity_Test.2.aspx

33. The Icarus Project (2013). *The Icarus Project: Navigating the space between brilliance and madness.* Retrieved 11 November 2013 from the Icarus Project: www.theicarusproject.net

34. Clarke, I. (2001). *Psychosis and spirituality: Exploring the new frontier.* London: Whurr.

35. Cooke, A. & Brett, C. (submitted). Clinical psychologists' use of transformative models of psychosis - a grounded theory study. *Clinical Psychology and Psychotherapy.*

36. Nixon, G., Hagan, B. & Peters, T. (2010, October). Psychosis and transformation: A phenomenological inquiry. *International Journal of Mental Health and Addiction, 8*(4), 527-544. http://link.springer.com/article/10.1007%2Fs11469-009-9231-3#page-1

37. Cooke, A. & Brett, C. (submitted). Clinical psychologists' use of transformative models of psychosis - a grounded theory study. *Clinical Psychology and Psychotherapy.*

38. Romme, M. & Escher, S. (2012). *Psychosis as a personal crisis: An experience-based approach the international society for the psychological treatments of the schizophrenias and other psychoses.* Hove: Routledge.

39. Peters, E. (2001) Are delusions on a continuum? The case of religious and delusional beliefs. In I. Clarke (Ed.), *Psychosis and spirituality: Exploring the new frontier* (pp.191-207). London and Philadelphia: Whurr.

40. Perkins, R. (2006). First person: 'You need hope to cope'. In G. Roberts, S. Davenport, F. Holloway & T. Tattan (Eds.), *Enabling recovery: The principles and practice of rehabilitation psychiatry* (pp.112-126). London: Royal College of Psychiatrists.

41. Holly. In C. Heriot-Maitland, M. Knight & E. Peters (2012). A qualitative comparison of psychotic-like phenomena in clinical and non-clinical populations. *British Journal of Clinical Psychology, 51*(1), 37-53, p.46 http://onlinelibrary.wiley.com/doi/10.1111/j.2044-8260.2011.02011.x/pdf

42. Parker, U. (1999). *The courage to bare our souls: a collection of pieces written out of mental distress.* London: Mental Health Foundation.

43. Nicholls, V. (2007). Connecting past and present: A survivor reflects on spirituality and mental health. In M. E. Coyte, P. Gilbert & V. Nicholls (Eds.), *Spirituality, values and mental health: Jewels for the journey* (p.102). London: Jessica Kingsley.

44. Spiritual Crisis Network (2014). *From breakdown to breakthrough: Promoting understanding and support.* Retrieved 11 November 2013 from www.spiritualcrisisnetwork.org.uk/

45. Clarke, I. (2010). *Psychosis and spirituality: Consolidating the new paradigm* (2nd edn.). London: Wiley Blackwell.

46. Clarke, I. (2008). *Madness, mystery and the survival of God*. Ropely: O Books.
47. Clarke, I. (2010). *Psychosis and spirituality: Consolidating the new paradigm* (2nd edn.). London: Wiley Blackwell.
48. Cooke, A. & Brett, C. (submitted). Clinical psychologists' use of transformative models of psychosis - a grounded theory study. *Clinical Psychology and Psychotherapy*.
49. Clarke, I. (2010). *Psychosis and spirituality: Consolidating the new paradigm* (2nd edn.). London: Wiley Blackwell.
50. Clay, S. (1999). Madness and reality. In P. Barker, P. Campbell & B. Davidson (Eds.), *From the ashes of experience - reflections of madness, survival and growth* (pp.16-36). London: Whurr.
51. Campbell, P. (2010). Surviving the system. In T. Basset & T. Stickley (Eds.), *Voices of experience: Narratives of mental health survivors* (p.22). Chichester: Wiley-Blackwell.

● 第8章

1. Johnstone, L. & Dallos, R. (2013). *Formulation in psychology and psychotherapy*. Hove: Routledge.
2. Butler, G. (1998). Clinical formulation. In A. S. Bellack & M. Hersen (Eds.), *Comprehensive clinical psychology*. Oxford: Pergamon.
3. Division of Clinical Psychology (2011). *Good practice guidelines on the use of psychological formulation*. Leicester: British Psychological Society. Available from http://shop.bps.org.uk/good-practice-guidelines-on-the-use-of-psychological- formulation.html
4. Division of Clinical Psychology (2011). *Good practice guidelines on the use of psychological formulation*. Leicester: British Psychological Society. Available from http://shop.bps.org.uk/good-practice-guidelines-on-the-use-of-psychological- formulation.html
5. Division of Clinical Psychology (2011). *Good practice guidelines on the use of psychological formulation*. Leicester: British Psychological Society. Available from http://shop.bps.org.uk/good-practice-guidelines-on-the-use-of-psychological- formulation.html
6. May, R. (nd). *Understanding psychotic experience and working towards recovery*. Retrieved 18 June 2014 from www.rufusmay.com/index.php?option=com_content&task=view&id=30&Itemid=33
7. Bentall, R. (2003). *Madness explained: Psychosis and human nature*, p.141. London, New York: Penguin.
8. Longden, E. (2010). Making sense of voices: A personal story of recovery. *Psychosis: Psychological, Social and Integrative Approaches, 2*(3), 255-259. www.tandfonline.com/doi/pdf/10.1080/17522439.2010.512467
9. Johnstone, L. & Dallos, R. (2013). *Formulation in psychology and psychotherapy*. Hove: Routledge.

● 第9章

1. Faulkner, A. & Layzell, S. (2000). *Strategies for living*. London: Mental Health Foundation. www.mentalhealth.org.uk/content/assets/PDF/publications/ strategies_for_living_summary.pdf?view=Standard
2. Rethink Mental Illness (2013). *Rethink mental illness*. Retrieved 20 December 2013 from www.rethink.org/?gclid=CJevo5O1mbsCFW_MtAodCCwArQ

3. Sayce, E. (2000). *From psychiatric patient to citizen: Overcoming discrimination and social exclusion*. New York: St Martin's Press.

4. Kuipers, E., Onwumere, J. & Bebbington, P. (2010). Cognitive model of caregiving in psychosis. *British Journal of Psychiatry, 196*, 259-265. http://bjp.rcpsych.org/content/196/4/259.full.pdf+html

5. Jen. (2013, February 15). *My friends and family supported me after a psychotic episode*. Retrieved 11 July 2013 from www.time-to-change.org.uk/blog/psychotic-episode-friends- family-support

6. Kuipers, E., Onwumere, J. & Bebbington, P. (2010). Cognitive model of caregiving in psychosis. *British Journal of Psychiatry, 196*, 259-265. http://bjp.rcpsych.org/content/196/4/259.full.pdf+html

7. Slade, M., Pinfold, V., Rapaport, J., Bellringer, S., Banerjee, S., Kuipers, E. et al. (2007). Best practice when service users do not consent to sharing information with carers - National multimethod study. *British Journal of Psychiatry, 190*, 148-155. http://bjp.rcpsych.org/content/190/2/148.full.pdf+html

8. Meddings, S., Gordon, I. & Owen, D. (2010). Family and systemic work. In *Reaching out: The psychology of assertive outreach*. London: Routledge.

9. Seikkula, J. & Arnkil, T. E. (2006). *Dialogical meetings in social networks*. London: Karnac Books.

10. Fadden, G., James, C. & Pinfold, V. (2012). *Caring for yourself - self help for families and friends supporting people with mental health problems*. Birmingham: White Halo Design.

11. Meddings, S., Gordon, I. & Owen, D. (2010). Family and systemic work. In *Reaching out: The psychology of assertive outreach*. London: Routledge.

12. National Institute for Health and Care Excellence (2014). *Psychosis and schizophrenia in adults: treatment and management. NICE clinical guidelines*. London: National Institute for Health and Care Excellence. www.nice.org.uk/nicemedia/live/14382/66534/66534.pdf

13. Schizophrenia Commission (2012). *The abandoned illness: A report from the Schizophrenia Commission*. London: Rethink Mental Illness. www.rethink.org/media/514093/TSC_main_report_14_nov.pdf

14. Stanbridge, R. I., Burbach, F. R., Lucas, A. S. & Carter, K. (2003, May). A study of families' satisfaction with a family interventions in psychosis service in Somerset. *Journal of Family Therapy, 25*(2), 181-204. http://onlinelibrary.wiley.com/doi/10.1111/1467-6427.00243/pdf

15. Cromby, J. & Harper, D. (2013). Paranoia: Contested and contextualised. In S. Coles, S. Keenan & B. Diamond (Eds.), *Madness contested: Power and practice*. Ross-on-Wye: PCCS books.

16. Mackler, D. (2013). *Trailer for 'Open Dialogue', an alternative Finnish approach to healing psychosis*. YouTube clip. Finland: www.youtube.com/watch?v=aBjIvnRFja4

17. Seikkula, J. & Arnkil, T. E. (2006). *Dialogical meetings in social networks*. London: Karnac Books.

18. Seikkula, J., Aaltonnen, J., Alakare, B., Haarakangus, K., Keranen, J. & Lehtinen, K. (2006). Five year experience of first-episode non-affective psychosis in open-dialogue approach: Treatment principles, follow-up outcomes, and two case studies. *Psychotherapy Research, 16*(2), 214-228. http://psychrights.org/research/digest/effective/fiveyarocpsychotherapyresearch.pdf

19. Cave, J. (2010). Self-help. In T. Basset & T. Stickley (Eds.), *Voices of experience: Narratives of mental health Survivors* (p.142). Chichester: Wiley-Blackwell.

20. Campbell, P. (2010). Surviving the system. In T. Basset & T. Stickley (Eds.), *Voices of experience: Narratives of mental health survivors* (p.29). Chichester: Wiley-Blackwell.

21. Meddings, S., Stapley, J. & Tredgett, C. (2010). Working in partnership with service user colleagues to develop self-help hearing voices groups. *Clinical Psychology Forum, 209,* 28-31.

22. Sheffield Hearing Voices Network (2013). Hearing Voices Network: For people who hear voices, see visions or have other unusual perceptions. Retrieved 7 November 2013 from www.hearing-voices.org

23. Longden, E., Corstens, D. & Dillon, J. (2013). Recovery, discovery and revolution: The work of Intervoice and the Hearing Voices Movement. In S. Coles, S. Keenan & B. Diamond (Eds.). *Madness contested: Power and practice*. Ross-on-Wye: PCCS Books.

24. Sheffield Hearing Voices Network (2013). Hearing Voices Network. Retrieved 5 December 2013 from www.hearing-voices.org/

25. Sen, D. (2002). *The world is full of laughter*. Brentwood: Chipmunka Publishing.

26. Mead, S. (2012). *Peer support in mental health and learning disability*. Retrieved 7 November 2013 from www.mentalhealth.org.uk/content/assets/PDF/publications/need_2_know_peer_support1.pdf

27. Bradstreet, S. (2006). Harnessing the 'lived experience'. Formalising peer support approaches to remote recovery. *Mental Health Review, 11*(2), 33-37. http://tinyurl.com/p2s6k9w

28. Basset, T., Faulkner, A., Repper, J. & Stamou, E. (2010). *Lived experience leading the way. Together for mental wellbeing*. Together/NSUN.University of Nottingham. www.together-uk.org/wp-content/uploads/downloads/2011/11/livedexperiencereport.pdf

29. Wallcraft, J., Read, J. & Sweeney, A. (2003). *On our own terms. Users and survivors of mental health services working together for support and change*. The Sainsbury Centre for Mental Health. www.centreformentalhealth.org.uk/pdfs/on_our_own_terms.pdf

30. National Institute for Health and Care Excellence (2014). *Psychosis and schizophrenia in adults: treatment and management. NICE clinical guidelines*. London: National Institute for Health and Care Excellence. www.nice.org.uk/nicemedia/live/14382/66534/66534.pdf

31. Mental Health Foundation. (2012, August). *Peer support in mental health and learning disability*. London: Mental Health Foundation. www.mentalhealth.org.uk/content/ assets/PDF/publications/need_2_know_peer_support1.pdf?view=Standard

32. Repper, J. & Carter, T. (2010). *Using personal experience to support others with similar difficulties*. Together/University of Nottingham/NSUN. www.together-uk.org/wp-content/uploads/downloads/2011/11/usingpersexperience.pdf

33. Faulkner, A. & Kalathil, J. (2012). *The freedom to be, the chance to dream: Preserving user-led peer support in mental health*. Together for mental wellbeing. www.together-uk.org/wp-content/uploads/2012/09/The-Freedom-to-be-The-Chance-to-dream-Full-Report1.pdf

34. Davidson, L., Bellamy, C., Guy, K. & Miller, R. (2012, June). Peer support among persons with severe mental illnesses: a review of evidence and experience. *World Psychiatry, 11*(2), 123-128. www.ncbi.nlm.nih.gov/pmc/articles/PMC3363389/pdf/wpa020123.pdf

35. Sainsburys Centre for Mental Health (2009, September). *Implementing recovery: a new framework for organisational change*. Retrieved 11 November 2013 from www.centreformentalhealth.org.uk/pdfs/implementing_recovery_paper.pdf

36. Watson, E. (2012). One year in peer support - personal reflections. *Journal of Mental Health Training Education and Practice, 7*(2), 85-88. www.emeraldinsight.com/journals.htm?articleid=17037226&show=abstract

37. Penn, D. L., Uzenoff, S. R., Perkins, D., Mueser, K. T., Hamer, R., Waldheter, E. et al. (2012). A

pilot investigation of the Graduated Recovery Intervention Programme (GRIP) for first episode psychosis. *Schizophrenia Research, 141*(1), 106-107. http://www.sciencedirect.com/science/article/pii/S0920996410014520

38. Perkins, R. & Slade, M. (2012). Recovery in England: Transforming statutory services? *International Review of Psychiatry, 24*(1), 29-39: http://informahealthcare.com/doi/pdf/10.3109/09540261.2011.645025

39. Repper, J., Perkins, R., Shepherd, G. & Boardman, J. (2011). *A personal health and well-being plan for family, friends and carers. ImRoc Implementing Recovery - Organisational change.* NHS Confederation/National Mental Health Development Unit/Centre for Mental Health. www.recoverydevon.co.uk/download/ImROC_Family_health_and_well-being_plan_version_1_final.pdf

40. Perkins, R., Repper, J., Rinaldi, M. & Brown, H. (2012). *Recovery Colleges. Implementing Recovery through Organisational Change (ImROC) briefing paper.* London: Centre for Mental Health. www.centreformentalhealth.org.uk/pdfs/Recovery_Colleges.pdf

41. Wybourn, S. & Rinaldi, M. (2011). *The Recovery College Pilot in Merton and Sutton: Longer term individual and service level outcomes.* Wandsworth: Wandsworth Borough Council.

42. Rinaldi, M. & Suleman, M. (2012). *Care co-ordinators attitudes to self-management and their experience of the use of the South West London Recovery College.* London: South West London and St George's Mental Health NHS Trust.

43. Sussex Partnership NHS Foundation Trust (2013, May 30). *Hastings & Rother Recovery College Open Day 6 June 2013.* Retrieved 31 January 2014, from Sussex Partnership NHS Foundation Trust: www.sussexpartnership.nhs.uk/about/news/articles/610-college-open-day

44. Beresford, P. (2013). Experiential Knowledge and the Reconception of Madness. In S. Coles, S. Keenan & R. Diamond (Eds.), *Madness contested: Power and practice.* Ross-on-Wye: PCCS Books.

45. Network for Mental Health (2013). *Network of mental health.* Retrieved 7 November 2013 from www.nsun.org.uk

● 第 10 章

1. Slade, M. (2010). Mental illness and well-being: the central importance of positive psychology and recovery approaches. *BMC Health Services Research, 10*(26) www.biomedcentral.com/1472-6963/10/26

2. Beresford, P. (2012). *Recovery 2012.* Retrieved 21 May 2014 from www.vimeo.com/41967871

3. Harper, D. & Speed, E. (2012). *Uncovering recovery: The resistible rise of recovery and resilience.* Retrieved 21 May 2014 from www.ojs.uwindsor.ca/ojs/leddy/index.php/SSJ/article/view/3499

4. Slade, M. (2009). *Personal recovery and mental illness.* Cambridge: Cambridge University Press.

5. Slade, M., Amering, M., Farkas, M., Hamilton, B., O'Hagan, M., Panther, G. et al. (2014). Uses and abuses of recovery: implementing recovery-oriented practices in mental health systems. *World Psychiatry, 13*(1), 12-20. http://onlinelibrary.wiley.com/doi/10.1002/wps.20084/pdf

6. Machin, K. & Repper, J. (2013, June 4). *Recovery: a carer's perspective.* Retrieved 21 May 2014 from www.nhsconfed.org/resources/2013/06/4-recovery-a-carers-perspective

7. Harper, D. & Speed, E. (2012). *Uncovering recovery: The resistible rise of recovery and resilience.* Retrieved 21 May 2014 from www.ojs.uwindsor.ca/ojs/leddy/index.php/SSJ/article/view/3499

文献

8. Shepherd, G., Boardman, J. & Slade, M. (2008, March 17). *Making recovery a reality*. Retrieved 7 March 2014 from www.centreformentalhealth.org.uk/pdfs/Making_recovery_a_reality_policy_paper.pdf

9. Shepherd, G., Boardman, J. & Slade, M. (2008, March 17). *Making recovery a reality*. Retrieved 7 March 2014 from www.centreformentalhealth.org.uk/pdfs/Making_recovery_a_reality_policy_paper.pdf

10. Mental Health Network NHS Confederation (2012, June). *Supporting recovery in mental health - Briefing paper*. Retrieved 7 November 2013 from http://nhsconfed.org/ Publications/Documents/Supporting_recovery_in_mental_health.pdf

11. Shepherd, G., Boardman, J., & Burns, M. (2010). *Implementing recovery: A methodology for organisational change*. Sainsbury Centre for Mental Health. www.nhsconfed.org/NETWORKS/MENTALHEALTH/PROJECTS-AND- RESOURCES/IMROC/Pages/Implementing-Recovery-Organisational-Change-Project.aspx

12. Copeland, M. E. (1995, 2014). *WRAP and recovery books*. Retrieved 31 January 2014 from www.mentalhealthrecovery.com/wrap/

13. Mental Health Foundation (2014). *Diet and mental health*. Retrieved 31 January 2014 from www.mentalhealth.org.uk/help-information/mental-health-a-z/D/diet/

14. Freeman, D., Stahl, D., McManus, S., Meltzer, H., Brugha, T., Wiles, N. et al. (2012). Insomnia, worry, anxiety and depression as predictors of the occurrence and persistence of paranoid thinking. *Social Psychiatry and Psychiatric Epidemiology, 47*(8), 1195-203. http://link.springer.com/article/10.1007%2Fs00127-011-0433-1

15. Myers, E., Startup, H. & Freeman, D. (2011). Cognitive behavioural treatment of insomnia in individuals with persistent persecutory delusions: A pilot trial. *Journal of Behaviour Therapy and Experimental Psychiatry, 42*(3), 330-336. http://www.sciencedirect.com/science/article/pii/S0005791611000279

16. Springham, N. & Woods, A. (2014, January 7). *Toolkit uses patient experiences to improve mental health services*. Retrieved 16 January 2014, from www.theguardian.com/healthcare- network/2014/jan/07/mental-health-toolkit-improves-services

17. Allan, C. (2009, January 14). *My brilliant survival guide*. Retrieved 31 January 2014 from www.theguardian.com/society/2009/jan/14/mental-health-clare-allan-social-worker

18. Sen, D. (2002). *The world is full of laughter*. Brentwood: Chipmunka Publishing.

19. Cobb, A. (1993). *Safe and effective? MIND's view on psychiatric drugs, ECT and psychosurgery*. p.26. London: MIND.

20. Chadwick, P. K. (1997). *Schizophrenia: The positive perspective*. London: Routledge.

21. Grove, B., Secker, J. & Seebohm, P. (Eds.). (2005). *New thinking about mental health and employment*. Oxford: Radcliffe Publishing Ltd.

22. Schizophrenia Commission. (2012). *The abandoned illness: A report from the Schizophrenia Commission*. London: Rethink Mental Illness. www.rethink.org/media/514093/TSC_main_report_14_nov.pdf

23. National Institute for Health and Care Excellence (2014). *Psychosis and schizophrenia in adults: treatment and management. NICE clinical guidelines*. London: National Institute for Health and Care Excellence. www.nice.org.uk/nicemedia/live/14382/66534/66534.pdf

24. Grove, B., Secker, J. & Seebohm, P. (Eds.). (2005). *New thinking about mental health and employment*. Oxford: Radcliffe Publishing Ltd.

25. Mental Health Europe (2013). *A chance to thrive*. YouTube. (S. Enculescu, & Y. Brand, Eds.) GB. Retrieved 20 March 2014 from www.youtube.com/watch?v=wTGDDGJT-M4

26. Sainsbury Centre for Mental Health (2009). *41: Commissioning what works, the economic and financial case for supported employment*. London: Sainsbury Centre for Mental Health. www.centreformentalhealth.org.uk/pdfs/briefing41_commissioning_what_works.pdf

27. Campbell, K., Bond, G. R. & Drake, R. E. (2011). Who benefits from supported employment: a meta-analyticstudy. *Schizophrenia Bulletin, 37*(2), 370-380. http://schizophreniabulletin.oxfordjournals.org/content/37/2/370.full.pdf+html

28. Crowther, R., Marshall, M., Bond, G. R., & Huxley, P. (2010). *Vocational rehabilitation for people with severe mental illness* (Review). Cochrane Library, 2010(11). http://onlinelibrary.wiley.com/doi/10.1002/14651858.CD003080/pdf

29. Wooldridge, J. (2011, October 24). *My employment journey*. Retrieved 7 March 2014 from www.time-to-change.org.uk/blog/my-employment-journey

30. *Equality Act* 2010. www.legislation.gov.uk/ukpga/2010/15/pdfs/ukpga_20100015_en.pdf

31. Time to Change (2013). *Legal Decisions: mental health discrimination test cases*. Retrieved 11 November 2013 from www.time-to-change.org.uk/your-organisation/support- employers/legal-decisions-important-case-reports

32. Henderson, C., Brohan, E., Clement, S., Williams, P., Lassman, F., Schauman, O. et al. (2012). A decision aid to assist decisions on disclosure of mental health status to an employer: protocol for the CORAL exploratory randomised controlled trial. *BMC Psychiatry, 12*, 133. www.biomedcentral.com/content/pdf/1471-244X-12-133.pdf

33. Whitaker, R. (2011, February 8). *Mad in America*. Retrieved 21 May 2014 from www.psychologytoday.com/blog/mad-in-america/201102/andreasen-drops-bombshell- antipsychotics-shrink-the-brain

34. Leff, J. P. & Warner, R. (2006). *Social inclusion of people with mental illness*. Cambridge: Cambridge University Press.

35. Rinaldi, M., Mcneil, K., Firn, M., Koletsi, M., Perkins, R. & Singh, S. P. (2004). What are the benefits of evidence-based supported employment for patients with first-episode psychosis? *The Psychiatrist, 28*, 281-284. http://pb.rcpsych.org/content/28/8/281.full.pdf+html

36. Wykes, T., Huddy, V., Cellard, C., McGurk, S. R. & Czobor, P. (2011). A meta-analysis for cognitive remediation for schizophrenia: methodology and effect sizes. *American Journal of Psychiatry, 168*(5), 472-485. http://ajp.psychiatryonline.org/data/Journals/AJP/3938/appi.ajp.2010.10060855.pdf

37. National Institute for Health and Care Excellence (2014). *Psychosis and schizophrenia in adults: treatment and management. NICE clinical guidelines*. London: National Institute for Health and Care Excellence. www.nice.org.uk/nicemedia/live/14382/66534/66534.pdf

38. Schizophrenia Commission (2012). *The abandoned illness: A report from the Schizophrenia Commission*. London: Rethink Mental Illness. www.rethink.org/media/514093/TSC_main_report_14_nov.pdf

39. Morrison, A., French, P., Walford, L., Lewis, S., Kilcommons, A., Green, J. et al. (2004). Cognitive therapy for the prevention of psychosis in people at ultra-high risk: randomised controlled trial. *British Journal of Psychiatry, 185*, 291-297. http://bjp.rcpsych.org/content/185/4/291.full.pdf+html

40. Grey, S. J. (2007). A structured problem-solving group for psychiatric inpatients. *Groupwork, 17*(1), 20-33. http://essential.metapress.com/content/a155166l53n37852/

41. Sussex Partnership NHS Foundation Trust (2014). *Myth busting information about mental health, unusual distressing experiences and early intervention*. Retrieved 24 April 2014 from www.isanyoneelselikeme.org.uk/

42. Morrison, A., French, P., Walford, L., Lewis, S., Kilcommons, A., Green, J. et al. (2004). Cognitive therapy for the prevention of psychosis in people at ultra-high risk: Randomised controlled trial. *British Journal of Psychiatry, 185*, 291-297. http://bjp.rcpsych.org/content/185/4/291.full.pdf+html

43. Greater Manchester West Mental Health NHS Foundation Trust & University of Manchester (2014). *Psychosis Research Unit*. Retrieved 24 April 2014 from www.psychosisresearch.com/

44. Schizophrenia Commission (2012). *The abandoned illness: A report from the Schizophrenia Commission*. London: Rethink Mental Illness. www.rethink.org/media/514093/TSC_main_report_14_nov.pdf

45. Springham, N. & Woods, A. (2014, January 07). *Toolkit uses patient experiences to improve mental health services*. Retrieved 16 January 2014 from www.theguardian.com/healthcare- network/2014/jan/07/mental-health-toolkit-improves-services

46. *Star Wards*. (2014). Star wards. Retrieved 7 February 2014 from www.starwards.org.uk/

47. MIND (2011). *Listening to experience: An independent inquiry into acute and crisis mental healthcare*. London: MIND publications. www.mind.org.uk/media/211306/listening_to_experience_web.pdf

48. Springham, N. & Woods, A. (2014, January 07). *Toolkit uses patient experiences to improve mental health services*. Retrieved 16 January 2014 from www.theguardian.com/healthcare- network/2014/jan/07/mental-health-toolkit-improves-services

49. Johnson, S., Gilburt, H., Lloyd-Evans, B., Osborn, D. P., Boardman, J., Leese, M. et al. (2009). In-patient and residential alternatives to standard acute psychiatric wards in England. *British Journal of Psychiatry, 194*, 456-463. http://bjp.rcpsych.org/content/194/5/456.full.pdf

50. Camden and Islington NHS Foundation Trust (2013). *Drayton Park Women's Crisis Service*. Retrieved 18 July 2013 from www.candi.nhs.uk/services/services/drayton-park-womens-crisis-service/

51. South London and Maudsley NHS Foundation Trust (2013). *Foxley Lane Women's Services (Croydon)*. Retrieved 11 November 2013 from www.slam.nhs.uk/our-services/service-finder-details?CODE=SU0131

52. Rethink Mental Illness (2012, July). *Event marks official launch of new recovery houses for people with mental illness in north London*. Retrieved 18 June 2014 from www.rethink.org/media-centre/2012/07/event-marks-official-launch-of-new-recovery- houses-for-people-with-mental-illness-in-north-london

53. Hertfordshire Partnership University NHS Foundation Trust (nd). *Host families scheme*. Retrieved 21 May 2014 from www.hpft.nhs.uk/our-services/acute-services/host-families- scheme/

54. Wokingham Mental Health Association (2013). Wokingham Mental Health Association. Retrieved 11 November 2013 from www.wokinghammentalhealth.org.uk/

55. Leeds Survivor Led Crisis Service (2013). *Leeds Survivor Led Crisis Service: Sanctuary and support in times of crisis*. Retrieved 12 December 2013 from www.lslcs.org.uk/

56. Johnson, S. (2014). *Alternatives to hospitals*. Refocus on Recovery: International Conference. London: www.researchintorecovery.com/files/RoR2014-Timetable%20online%20version_5.pdf

57. Allan, C. (2006, October 4). *A rare place to face my seasonal demons*. Retrieved 18 July 2013 from www.guardian.co.uk/society/2006/oct/04/socialcare.comment1

58. Kent and Medway NHS and Social Care Partnership Trust (2011). *Advanced directive*. www.kmpt.nhs.uk/Downloads/Understanding-Mental-Health/leaflets/Advanced-Directive- Easy-Read.pdf

59. Evans, J. J., Chua, S. E., McKenna, P. J. & Wilson, B. A. (1997). Assessment of the dysexecutive syndrome in schizophrenia. *Psychological Medicine, 27*(3), 635-646. http://journals.cambridge.org/download.php?file=%2FPSM%2FPSM27_03%2FS0033291797004790a.pdf&code=5a126e9e31b77b2d90aecae20ceafeb1

60. Rethink Mental Illness Advice and Information Service (2014). *Advocacy*. Retrieved 7 February 2014 from www.rethink.org/living-with-mental-illness/rights-restrictions/advocacy

61. Department of Health/National Statistics (2010). *In-patients formally detained in hospitals under the Mental Health Act 1983 and patients subject to supervised community treatment. Annual figures, England 2009/10*. London: Health and Social Care Information Centre, Community and Mental Health Team. www.hscic.gov.uk/catalogue/PUB12503/inp-det-m-h-a-1983-sup-com-eng-12-13-rep.pdf

62. Monahan, J., Steadman, H., Silver, E., Appelbaum, P., Robbins, P., Mulvey, E. et al. (2001). *Rethinking risk assessment: The MacArthur Study of Mental Disorder and Violence*. Oxford: Oxford University Press.

63. Papadopoulos, C., Ross, J., Stewart, D., Dack, C., James, K. & Bowers, L. (2012). The antecedents of violence and aggression within psychiatric in-patient settings. *Acta Psychiatrica Scandinavica, 125*(6), 425-439. http://onlinelibrary.wiley.com/doi/10.1111/j.1600-0447.2012.01827.x/pdf

64. Health & Social Care Information Centre (2013, October 30). *Mental Health Act detentions top 50,000 a year*. Retrieved 21 May 2014 from www.hscic.gov.uk/3668

65. Department of Health/National Statistics (2010). *In-patients formally detained in hospitals under the Mental Health Act 1983 and patients subject to supervised community treatment. Annual figures, England 2009/10*. London: Health and Social Care Information Centre, Community and Mental Health Team. www.hscic.gov.uk/catalogue/PUB12503/inp-det-m-h-a-1983-sup-com-eng-12-13-rep.pdf

66. Burns, T., Rugkåsa, J., Molodynski, A., Dawson, J., Yeeles, K., Vazquez-Montes, M. et al. (2013, May 11). Community treatment orders for patients with psychosis (OCTET): a randomised controlled trial. *The Lancet, 381*(9878), 1627-1633. http://download.thelancet.com/pdfs/journals/lancet/PIIS0140673613601075.pdf?id=eaaolF3q BdvII9ohHqjKu

67. British Psychological Society (1999). *Comments on the Review of the Mental Health Act 1983*. Leicester: British Psychological Society.

68. Jarrett, M., Bowers, L. & Simpson, A. (2008). Coerced medication in psychiatric inpatient care: literature review. *Journal of Advanced Nursing, 64*(6), 538-548. http://onlinelibrary.wiley.com/doi/10.1111/j.1365-2648.2008.04832.x/pdf

69. Katsakou, C. & Priebe, S. (2006). Outcomes of involuntary hospital admission: A review. *Acta Psychiatrica Scandinavica, 114*(4), 232-241. http://onlinelibrary.wiley.com/doi/10.1111/j.1600-0447.2006.00823.x/pdf

70. Kisely, S., Campbell, L. A. & Preston, N. (2005). Compulsory community and involuntary outpatient treatment for people with severe mental disorders. *Cochrane Database Systematic Review, 3*. http://onlinelibrary.wiley.com/doi/10.1002/14651858.CD004408.pub3/pdf

71. Loft, N. (2011). *Exploring compulsory admission experiences of adults with psychosis using grounded theory*. DClinPsych thesis. UK: Canterbury Christ Church University. http://create.canterbury.ac.uk/10433/1/Complete_MRP_-_Niki_Loft_-FINAL_LIBRARY_COPY.pdf

72. Moncrieff, J., Cohen, D. & Mason, J. (2013). The patient's dilemma: An analysis of user's experiences of taking neuroleptic drugs. In S. Coles, S. Keenan & R. Diamond (Eds.), M*adness contested: Power and practice*. Ross-on-Wye: PCCS Books.
73. May, R. (2001, February 06). *Taking a stand*. (F. Keane, Interviewer) http://rufusmay.com/index.php?option=com_content&task=view&id=34&Itemid=29

● 第11章

1. Kinderman, P. & Cooke, A. (2014, April 10). *A national scandal: psychological therapies for psychosis are helpful, but unavailable*. Retrieved 24 April 2014 from http://discursiveoftunbridgewells.blogspot.co.uk/2014/04/a-national-scandal- psychological.html
2. Kazdin, A. E. (2009, July). Understanding how and why psychotherapy leads to change. *Psychotherapy Research, 19*(4-5), 418-428. www.tandfonline.com/doi/pdf/10.1080/10503300802448899
3. Morrison, A. P., Turkington, D., Pyle, M., Spencer, H., Brabban, A., Dunn, G. et al. (2014). Cognitive therapy for people with schizophrenia spectrum disorders not taking antipsychotic drugs: a single-blind randomised trial. *The Lancet, 383*(9926), 1395-1403. http://download.thelancet.com/pdfs/journals/lancet/PIIS0140673613622461.pdf?id=eaaolF3q BdvII9ohHqjKu
4. Morrison, A. P., Hutton, P., Shiers, D. & Turkington, D. (2012). Antipsychotics: is it time to introduce patient choice? *British Journal of Psychiatry, 201*, 83-84. http://bjp.rcpsych.org/content/201/2/83.full.pdf+html
5. Morrison, A., Wardle, M., Hutton, P., Davies, L., Dunn, G., Brabban, A. et al. (2013). Assessing cognitive therapy instead of neuroleptics: Rationale, study design and sample characteristics of the ACTION trial. *Psychosis: Psychological, Social and Integrative Approaches, 5*(1), 82-92. www.tandfonline.com/doi/pdf/10.1080/17522439.2012.756539
6. Morrison, A., Hutton, P., Wardle, M., Spencer, H., Barratt, S., Brabban, A. et al. (2012). Cognitive therapy for people with a schizophrenia spectrum diagnosis not taking antipsychotic medication: an exploratory trial. *Psychological Medicine, 42*(5), 1049-1056. www.thelancet.com/journals/lancet/article/PIIS0140-6736(13)62246-1/abstract
7. Chadwick, P. K. (2006). *Person-based cognitive therapy for distressing voices*. Chichester: Wiley.
8. Rogers, C. R. (2004). *On becoming a person* (new edn.). London: Constable.　諸富　祥・末武康弘・保坂　亨（共訳）　ロジャーズが語る自己実現の道　岩崎学術出版社
9. Chadwick, P. K. (2006). *Person-based cognitive therapy for distressing voices*. Chichester: Wiley.
10. Morrison, A. P., Renton, J. P., French, P. & Bentall, R.P . (2007) *Think you're crazy? Think again: A resource book for cognitive therapy for psychosis*. London: Routledge www.amazon.co.uk/Think-Youre-Crazy-Again- Cognitive/dp/158391837X/ref=sr_1_1?s=books&ie=UTF8&qid=1402 070646&sr=1-1
11. Freeman, D. & Garety, P. (2006). Helping patients with paranoid and suspicious thoughts. *Advances in Psychiatric Treatment, 12*, 404-415. http://apt.rcpsych.org/content/12/6/404.full
12. Morrison, A. P., Haddock, G. & Tarrier, N. (1995). Intrusive thoughts and auditory hallucinations: a cognitive approach. *Behavioural and Cognitive Psychotherapy, 23*, 265-280. http://journals.cambridge.org/action/displayFulltext?type=1&fid=5091216&jid=BCP&
13. Greenwood, K., Sweeney, A., Williams, S., Garety, P., Kuipers, E., Scott, J. et al. (2010). CHoice of Outcome In Cbt for psychosEs (CHOICE): The development of a new service user-led outcome measure of CBT for psychosis. *Schizophrenia Bulletin, 36*(1), 126-135. http://tinyurl.com/pbxlltf

14. Garety, P.A. & Freeman, D. (2013). The past and future of delusions research: From the inexplicable to the treatable. *British Journal of Psychiatry, 203*(5), 327-333. http://bjp.rcpsych.org/content/203/5/327.full.pdf+html

15. Wykes, T. (in press). Cognitive behaviour therapy and schizophrenia. *Evidence-Based Mental Health.*

16. Sen, D. (2002). *The world is full of laughter.* Brentwood: Chipmunka Publishing.

17. Wykes, T., Steel, C., Everitt, B. & Tarrier, N. (2008) Cognitive behavior therapy for schizophrenia: Effect sizes, clinical models, and methodological rigor. *Schizophrenia Bulletin, 34*(3): 523-537. http://schizophreniabulletin.oxfordjournals.org/content/34/3/523.full

18. van der Gaag, M., Valmaggia, L. R. & Smit, F. (2014, June). The effects of individually tailored formulation-based cognitive behavioural therapy in auditory hallucinations and delusions: A meta-analysis. *Schizophrenia Research, 156*(1), 30-37. http://www.sciencedirect.com/science/article/pii/S0920996414001340

19. Pfammatter, M., Junghan, U. M., & Brenner, H. D. (2006). Efficacy of psychological therapy in schizophrenia: Conclusions from meta-analyses. *Schizophrenia Bulletin, 32*(1), S64-S80. www.ncbi.nlm.nih.gov/pmc/articles/PMC2632545/pdf/sbl030.pdf

20. Wykes, T., Steel, C., Everitt, B. & Tarrier, N. (2008, May). Cognitive behavior therapy for schizophrenia: Effect sizes, clinical models, and methodological rigor. *Schizophrenia Bulletin, 34*(3), 523-537. http://schizophreniabulletin.oxfordjournals.org/content/34/3/523.full

21. Jauhar, S., McKenna, P. J., Radua, J., Fung, E., Salvador, R. & Laws, K. R. (2014). Cognitive-behavioural therapy for the symptoms of schizophrenia: systematic review and meta-analysis with examination of potential bias. *British Journal of Psychiatry, 204*, 20-29. http://bjp.rcpsych.org/content/204/1/20.full.pdf+html

22. Turner, D. T., van der Gaag, M., Karyotaki, E. & Cuijpers, P. (2014, May). Psychological interventions for psychosis: a meta-analysis of comparative outcome studies. *American Journal of Psychiatry, 171*(5), 523-538. http://journals.psychiatryonline.org/article.aspx?volume=171&page=523

23. National Institute for Health and Care Excellence (2014). *Psychosis and schizophrenia in adults: treatment and management. NICE clinical guidelines.* London: National Institute for Health and Care Excellence. www.nice.org.uk/nicemedia/live/14382/66534/66534.pdf

24. Correll, C. U. & Carbon, M. (2014). Efficacy of pharmacologic and psychotherapeutic interventions in psychiatry: To talk or to prescribe: Is that the question? *JAMA Psychiatry, 71*(6), 624-626. http://archpsyc.jamanetwork.com/article.aspx?articleid=1865001

25. Jauhar, S., McKenna, P. J., Radua, J., Fung, E., Salvador, R. & Laws, K. R. (2014). Cognitive-behavioural therapy for the symptoms of schizophrenia: systematic review and meta-analysis with examination of potential bias. *British Journal of Psychiatry, 204*, 20-29. http://bjp.rcpsych.org/content/204/1/20.full.pdf+html

26. Burns, A. M., Erickson, D. H. & Brenner, C. A. (2014, April 1). Cognitive-behavioral therapy for medication-resistant psychosis: A meta-analytic review. *Psychiatric Services.* http://ps.psychiatryonline.org/article.aspx?articleID=1857288

27. Berry, C. & Hayward, M. (2011, July). What can qualitative research tell us about service user perspectives of CBT for psychosis? A synthesis of current evidence. *Behavioural and Cognitive Psychotherapy, 39*(4), 487-494. www.ncbi.nlm.nih.gov/pubmed/21457606

28. Kumari, V., Fannon, D., Peters, E. R., Ffytche, D. H., Sumich, A. L., Premkumar, P. et al. (2011).

Neural changes following cognitive behaviour therapy for psychosis: A longitudinal study. *Brain: A Journal of Neurology, 134*(8), 2396-2407 http://brain.oxfordjournals.org/content/134/8/2396.full.pdf+html

29. National Institute for Health and Care Excellence (2014). *Psychosis and schizophrenia in adults: treatment and management. NICE clinical guidelines*. London: National Institute for Health and Care Excellence. www.nice.org.uk/nicemedia/live/14382/66534/66534.pdf

30. Schizophrenia Commission (2012). *The abandoned illness: A report from the Schizophrenia Commission*. London: Rethink Mental Illness: www.rethink.org/media/514093/TSC_main_report_14_nov.pdf

31. Kinderman, P. & Cooke, A. (2014, April 10). *A national scandal: psychological therapies for psychosis are helpful, but unavailable*. Retrieved 24 April 2014 from http://discursiveoftunbridgewells.blogspot.co.uk/2014/04/

32. Roth, A. D. & Pilling, S. (2013). *Competence framework for psychological interventions for people with psychosis and bipolar disorder*. Retrieved 7 March 2014 from www.ucl.ac.uk/clinical-psychology/CORE/Docs/web%20competences%20psychosis%20and%20bipolar/Background%20document/Working%20with%20Psychosis%20and%20Bipolar%20Disorder%20background%20document%20web%20version.pdf

33. Morrison, A. P. & Barratt, S. (2010). What are the components of CBT for psychosis? A Delphi study. *Schizophrenia Bulletin, 36*(1), 136-42. www.ncbi.nlm.nih.gov/pmc/articles/PMC2800146/

34. Kilbride, Martina et al (2013) Exploring service users' perceptions of cognitive behavioural therapy for psychosis: A user led study. *Behavioural and Cognitive Psychotherapy, 44*(1), 89-102. http://journals.cambridge.org/action/displayAbstract?fromPage=online&aid=8768845&fulltextTy pe=RA&fileId=S1352465812000495

35. Waller, H., Garety, P. A., Jolley, S., Fornells-Ambrojo, M., Kuipers, E., Onwumere, J. et al. (2013, March). Low intensity cognitive behavioural therapy for psychosis: a pilot study. *Journal of Behavioural Therapy & Experimental Psychiatry, 44*(2), 98-104. www.ncbi.nlm.nih.gov/pubmed/22940787

36. Tarrier, N., Harwood, S., Yusopoff, L., Beckett, R. & Baker, A. (1990). Coping strategy enhancement (CSE): A method of treating residual schizophrenic symptoms. *Behavioural Psychotherapy, 18*(4), 283-293. http://journals.cambridge.org/action/displayAbstract?fromPage=online&aid=5852460

37. Hogg, L. I. (1996). Psychological treatments for negative symptoms. In G. Haddock & P. Slade (Eds.), *Cognitive-behavioural interventions with psychotic disorders* (pp.151-170). London: Routledge.

38. Myers, E., Startup, H. & Freeman, D. (2011). Cognitive behavioural treatment of insomnia in individuals with persistent persecutory delusions: A pilot trial. *Journal of Behaviour Therapy and Experimental Psychiatry, 42*(3), 330-336. www.sciencedirect.com/science/article/pii/S0005791611000279

39. Freeman, D., Stahl, D., McManus, S., Meltzer, H., Brufha, T., Wiles, N. et al. (2012). Insomnia, worry, anxiety and depression as predictors of the occurrence and persistence of paranoid thinking. *Social Psychiatry and Psychiatric Epidemiology, 47*, 1195-1203. http://link.springer.com/article/10.1007/s00127-011-0433-1#page-1

40. Bell, M., Bryson, G. & Wexler, B.E. (2003). Cognitive remediation of working memory deficits: durability of training effects in severely impaired and less severely impaired schizophrenia. *Acta Psychiatrica Scandinavica, 108*, 101-109. http://onlinelibrary.wiley.com/doi/10.1034/j.1600-

0447.2003.00090.x/pdf

41. McGurk, S. R., Twamley, E. W., Sitzer, D. I., McHugo, G. J. & Mueser, K. T. (2007). A meta-analysis of cognitive remediation in schizophrenia. *American Journal of Psychiatry, 164*, 1791-1802. http://ajp.psychiatryonline.org/data/Journals/AJP/3842/07aj1791.PDF

42. Drake, R. J., Day, C. J., Picucci, R., Warburton, J., Larkin, W., Husain, N. et al. (2014). A naturalistic, randomized, controlled trial combining cognitive remediation with cognitive-behavioural therapy after first-episode non-affective psychosis. *Psychological Medicine, 44*, 1889-1899 http://journals.cambridge.org/download.php?file=%2FPSM%2FPSM44_09%2FS003329171 3002559a.pdf&code=f14093dedf029a6b2cf84720c13bb8d5

43. Read, J., Fosse, R., Moskowitz, A. & Perry, B. (2014, February). The traumagenic neurodevelopmental model of psychosis revisited. *Neuropsychiatry, 4*(1), 65-79 www.futuremedicine.com/doi/full/10.2217/npy.13.89

44. Larkin, W. & Morrison, A. P. (2006). *Trauma and psychosis: New directions for theory and therapy*. Hove: Routledge.

45. Herman, J. (1992). *Trauma and recovery: The aftermath of violence - from domestic abuse to political terror*. New York: Basic Books. 中井久夫（訳） 1999 トラウマと回復 みすず書房（増補版）

46. Ross, C. A. & Halpern, N. (2009). *Trauma model therapy: A treatment approach for trauma, dissociation and complex comorbidity*. Richardson, TX: Manitou Communications Inc.

47. Boon, S., Steele, K. & Van Der Hart, O. (2011). *Coping with trauma-related dissociation: Skills training for patients and therapists*. New York: W.W. Norton & Company.

48. Dillon, J. (2008). *The tale of an ordinary little girl*. Retrieved 12 November 2013 from www.jacquidillon.org/biography/background

49. Chadwick, P., Hughes, S., Russell, D., Russell, I. & Dagnan, D. (2009). Mindfulness groups for distressing voices and paranoia: A replication and randomized feasibility trial. *Behavioural and Cognitive Psychotherapy, 37*(4), 403-412. www.bangor.ac.uk/mindfulness/documents/StephanieHughes.pdf

50. Morris, E. M. J., Johns, L. C. & Oliver, J. E. (2013). *Acceptance and commitment therapy and mindfulness for psychosis*. London: Wiley-Blackwell.

51. Bach, P. A., Guadiano, B., Pankey, J., Herbert, J. D. & Hayes, S. C. (2006). Acceptance, mindfulness, values and psychosis: Applying acceptance and commitment therapy (ACT) to the chronically mental ill. In R. A. Baer (Ed.), *Mindfulness-based treatment approaches: Clinicians guide to evidence base and applications* (pp.93-116). San Diego, CA: Elsevier Academic Press.

52. Oliver, J., Joseph, C., Byrne, M., Johns, L. & Morris, E. (2013). Introduction to mindfulness and acceptance based therapies for psychosis. In J. E. Oliver (Ed.), *Acceptance and commitment therapy and mindfulness for psychosis* (pp.1-11). London: Wiley-Blackwell.

53. Rhodes, J. & Jacques, S. (2009). *Narrative CBT for psychosis*. London: Routledge.

54. White, M. (1987). *Family therapy and schizophrenia: Addressing the 'in-the-corner' lifestyle*. Adelaide: Dulwich Centre Publications.

55. White, M. (2013, Feb 15). *Insider knowledge on coping with voices and visions*. Retrieved 11 November 2013 from http://shrinkrants.tumblr.com/post/43147469717/insider-knowledge- on-coping-with-voices-and-visions

56. Corstens, D., May, R. & Longden, E. (2011). *Talking with voices*. Retrieved 7 June 2014 from http://rufusmay.com/index.php?option=com_content&task=view&id=94&Itemid=9

57. May, R. (2013, June 9). *Avatar therapy - a new battle for the tree of life*. Retrieved 22 September 2014 from www.madinamerica.com/2013/06/avatar-therapy-a-new-battle-for- the-tree-of-life/

58. Kuipers, E. (2011) Cognitive behavioural therapy and family intervention for psychosis - evidence-based but unavailable? The next steps. *Psychoanalytic Psychotherapy, 25*(1),69-74. www.brown.uk.com/schizophrenia/kuipers2.pdf

59. Meddings, S., Gordon, I. & Owen, D. (2010). Family and systemic work. In C. Cuppitt (Ed.), *Reaching out: The psychology of Assertive Outreach*. London, UK: Routledge.

60. Rethink. (2010). *Fair treatment now: Better outcomes, lower costs in severe mental illness*. London: Rethink. www.psychminded.co.uk/news/news2010/july10/Rethink-fair-treatment- now.pdf

61. Pharoah, F., Rathbone, J. & Wong, W. (2010). Family intervention for schizophrenia (Review). *Cochrane Collaboration*. John Wiley & Sons. http://onlinelibrary.wiley.com/doi/10.1002/14651858.CD000088.pub3/pdf/standard

62. National Institute for Health and Care Excellence (2014). *Psychosis and schizophrenia in adults: treatment and management. NICE clinical guidelines*. London: National Institute for Health and Care Excellence. www.nice.org.uk/nicemedia/live/14382/66534/66534.pdf

63. National Institute for Health and Care Excellence (2014). *Psychosis and schizophrenia in adults: treatment and management. NICE clinical guidelines*. London: National Institute for Health and Care Excellence. www.nice.org.uk/nicemedia/live/14382/66534/66534.pdf

64. Sen, D. (2013, February 14). *Maudsley Hospital pioneers mental health therapy scheme*. (E. Wickham, Interviewer) ITV. www.itv.com/news/london/update/2012-12-20/maudsley- hospital-pioneers-mental-health-therapy-scheme/

65. National Institute for Health and Care Excellence (2014). *Psychosis and schizophrenia in adults: treatment and management. NICE clinical guidelines*. London: National Institute for Health and Care Excellence. www.nice.org.uk/nicemedia/live/14382/66534/66534.pdf

66. Schizophrenia Commission. (2012). *The abandoned illness: A report from the Schizophrenia Commission*. London: Rethink Mental Illness. www.rethink.org/media/514093/TSC_main_report_14_nov.pdf

67. MIND (November 2013). *We still need to talk: A report on access to talking therapies*. London: MIND. www.rethink.org/media/869903/We_still_need_to_talk.pdf

68. Improving Access to Psychological Therapies (2013, Mar 07). *Severe mental illness*. Retrieved Dec 06, 2013 from www.iapt.nhs.uk/smi-/

69. Gould, M. (2011, January 28). *When it comes to better mental health, it really can be good to talk*. Retrieved 19 June 2014 from www.thetimes.co.uk/tto/business/industries/publicsector/article2891461.ece

70. Jarrett, C. (2008, January). When therapy causes harm. *The Psychologist, 21*(1), 10-12. www.thepsychologist.org.uk/archive/archive_home.cfm?volumeID=21&editionID=155&ArticleID=1290

71. Schizophrenia Commission (2012). *The abandoned illness: A report from the Schizophrenia Commission*. London: Rethink Mental Illness. www.rethink.org/media/514093/TSC_main_report_14_nov.pdf

72. Hutton, P., Morrison, A. P. & Taylor, H. (2012). Brief cognitive behavioural therapy for hallucinations: Can it help people who decide not to take antipsychotic medication? A case study. *Behavioural Cognitive Psychotherapy, 40*(1), 111-116 http://journals.cambridge.org/action/display

Abstract?fromPage=online&aid=8445959

● 第 12 章

1. Wunderink, M., Nieboer, R. M., Wiersma, D., Sytema, S. & Nienhuis, F. J. (2013, September). Recovery in remitted first-episode psychosis at 7 years of follow-up of an early dose reduction/discontinuation or maintenance treatment strategy: long-term follow-up of a 2- year randomized clinical trial. *JAMA Psychiatry, 70*(9). http://archpsyc.jamanetwork.com/article.aspx?articleid=1707650

2. Kapur, S. & Mamo, D. (2003, October). Half a century of antipsychotics and still a central role for dopamine D2 receptors. *Progress in Neuro-Psychopharmacology and Biological Psychiatry, 27*(7), 1081-1090. www.sciencedirect.com/science/article/pii/S0278584603002173

3. Moncrieff, J. (2007). *The myth of the chemical cure*. Palgrave Macmillan.

4. Mizrahi, R., Kiang, M., Mamo, D. C., Arenovich, T., Bagby, R. M., Zipursky, R. B. et al. (2006, December). The selective effect of antipsychotics on the different dimensions of the experience of psychosis in schizophrenia spectrum disorders. *Schizophrenia Research, 88*(1-3), 111-118. www.sciencedirect.com/science/article/pii/S0920996406003161

5. Moncrieff, J. (2007). *The myth of the chemical cure*. Palgrave Macmillan.

6. Moncrieff, J. (2007). *The myth of the chemical cure*. Palgrave Macmillan.

7. Chadwick, P. K. (1997). *Schizophrenia: The positive perspective*. London: Routledge.

8. Chadwick, P. K. (2007, January). Peer-professional first-person account: Schizophrenia from the inside - phenomenology and the integration of causes and meanings. *Schizophrenia Bulletin, 33*(1), 166-173. www.ncbi.nlm.nih.gov/pmc/articles/PMC2632294/pdf/sbl034.pdf

9. Slade, M. (2009). *Personal recovery and mental illness*, p.174. Cambridge: Cambridge University Press.

10. Watkins, P. (2007). *Recovery: A guide for mental health practitioners*. London: Elsevier.

11. Sen, D. (2002). *The world is full of laughter*. Brentwood: Chipmunka Publishing.

12. Morken, G., Widen, J. H. & Grawe, R. W. (2008, April 30). Non-adherence to antipsychotic medication, relapse and rehospitalisation in recent-onset schizophrenia. *BMC Psychiatry, 8*(32). www.ncbi.nlm.nih.gov/pmc/articles/PMC2390550/pdf/1471-244X-8-32.pdf

13. Morrison, A. P., Hutton, P., Shiers, D. & Turkington, D. (2012). Antipsychotics: Is it time to introduce patient choice? *British Journal of Psychiatry, 201*, 83-84. http://bjp.rcpsych.org/content/201/2/83.short

14. National Institute for Health and Care Excellence (2014). *Psychosis and schizophrenia in adults: treatment and management. NICE clinical guidelines*. London: National Institute for Health and Care Excellence. www.nice.org.uk/nicemedia/live/14382/66534/66534.pdf

15. Harrow, M., Jobe, T. H. & Faull, R. N. (2012). Do all schizophrenia patients need antipsychotic treatment continuously throughout their lifetime? A 20-year longitudinal study. *Psychological Medicine, 42*(10), 2145-2155. www.ncbi.nlm.nih.gov/pubmed/22340278

16. Wunderink, M., Nieboer, R. M., Wiersma, D., Sytema, S. & Nienhuis, F. J. (2013, September). Recovery in remitted first-episode psychosis at 7 years of follow-up of an early dose reduction/discontinuation or maintenance treatment strategy: long-term follow-up of a 2- year randomized clinical trial. *JAMA Psychiatry, 70*(9). http://archpsyc.jamanetwork.com/article.aspx?articleid=1707650

文献

17. Healy, D. (2012, August). *Richard B goes mad*. Retrieved 20 June 2013 from http://davidhealy.org/wp-content/uploads/2012/08/Richard-B-goes-Mad.pdf
18. Jones Edward, G. (2012, August). *An eye opener (antipsychotics - adverse effects)*. Retrieved 20 June 2013 from http://davidhealy.org/wp-content/uploads/2012/08/Gwen-Eye-opener- Phil-Thomas.pdf
19. Moncrieff, J., Cohen, D. & Mason, J.P. (2009). The subjective experience of taking antipsychotic medication: a content analysis of internet data. *Acta Psychiatrica Scandinavia, 120,* 102-111. www.mentalhealth.freeuk.com/acta.pdf
20. Leucht, S., Cipriani, A., Spineli, L., Mavridis, D., Orey, D., Richter, F. et al. (2013, September 14). Comparative efficacy and tolerability of 15 antipsychotic drugs in schizophrenia: a multiple-treatments meta-analysis. *The Lancet, 382*(9896), 951-962. www.doctorsonly.co.il/wp-content/uploads/2013/10/22102013_psych_Leucht.pdf
21. Chadwick, P. K. (1997). *Schizophrenia: The positive perspective*. London: Routledge.
22. Moncrieff, J. (2013, December 13). *Antipsychotics and brain shrinkage: an update*. Retrieved 6 January 2014 from http://joannamoncrieff.com/2013/12/13/antipsychotics-and-brain- shrinkage-an-update/
23. Morrison, A. P., Hutton, P., Shiers, D. & Turkington, D. (2012). Antipsychotics: is it time to introduce patient choice? *British Journal of Psychiatry, 201,* 83-84. http://bjp.rcpsych.org/content/201/2/83.short
24. Andreasen, N. C., Liu, D., Ziebell, S., Vora, A. & Ho, B.-C. (2013, June). Relapse duration, treatment intensity, and brain tissue loss in schizophrenia: A prospective longitudinal MRI study. *American Journal of Psychiatry, 170,* 609-615. http://ajp.psychiatryonline.org/article.aspx?articleid=1676090
25. Whitaker, R. (2010). *Anatomy of an epidemic: Magic bullets, psychiatric drugs, and the astonishing rise of mental illness in America*. New York: Crown.
26. Tiihonen, J., Lönnqvist, J., Wahlbeck, K., Klaukka, T., Niskanen, L., Tanskanen, A. et al. (2009, August 22). 11-year follow-up of mortality in patients with schizophrenia: A population- based cohort study (FIN11 study). *The Lancet, 374*(9690), 620-627. http://www.sciencedirect.com/science/article/pii/S014067360960742X?np=y
27. Tiihonen, J., Lönnqvist, J., Wahlbeck, K., Klaukka, T., Niskanen, L., Tanskanen, A. et al. (2009, August 22). 11-year follow-up of mortality in patients with schizophrenia: A population- based cohort study (FIN11 study). *The Lancet, 374*(9690), 620-627. http://www.sciencedirect.com/science/article/pii/S014067360960742X?np=y
28. Whitaker, R. (2002). *Mad in America*. Cambridge, MA: Perseus Publishing.
29. Whitaker, R. (2010). *Anatomy of an epidemic: Magic bullets, psychiatric drugs, and the astonishing rise of mental illness in America*. New York: Crown. 小野善郎（監訳）2012 心の病の「流行」と精神科治療薬の真実　福村出版
30. Cromby, J., Harper, D. & Reavey, P. (2013). *Psychology, mental health and distress*. London: Palgrave Macmillan.
31. Faulkner, A. (1997). *Knowing our own minds: Users views of alternative and complementary treatments in mental health*. London: Mental Health Foundation.
32. Collis, H. (2013, July 06). *'Medication makes me feel like a zombie': Frank Bruno's torment as he begs to come off drugs for his mental illness*. Retrieved 6 December 2013 from www.dailymail.co.uk/news/article-2357261/Medication-makes-feel-like-zombie-Frank- Brunos-torment-begs-

come-drugs-mental-illness.html#ixzz2a45puXEc
33. Westcott, P. (1979, April 14). One man's schizophrenic illness. *British Medical Journal, 1*, 989-990. www.ncbi.nlm.nih.gov/pmc/articles/PMC1598693/pdf/brmedj00068-0023.pdf
34. Nicol, A. (2011). My dialogue with diagnosis. In A. Grant, F. Biley & H. Walker (Eds.), *Our encounters with madness*. Ross-on-Wye: PCCS Books.
35. Morrison, A. P., Hutton, P., Shiers, D. & Turkington, D. (2012). Antipsychotics: is it time to introduce patient choice? *British Journal of Psychiatry, 201*, 83-84. http://bjp.rcpsych.org/content/201/2/83.full.pdf+html
36. Coming Off (2014). *Introducing the Coming Off Psychiatric Meds website*. Retrieved 22 May 2014 from www.comingoff.com/index.php?option=com_frontpage&Itemid=1
37. MIND (2014). *Coming off psychiatric drugs*. Retrieved 22 May 2014 from Mind for better mental health: www.mind.org.uk/information-support/drugs-and-treatments/medication- stopping-or-coming-off/
38. National Institute for Health and Care Excellence (2014). *Psychosis and schizophrenia in adults: treatment and management. NICE clinical guidelines*. London: National Institute for Health and Care Excellence. www.nice.org.uk/nicemedia/live/14382/66534/66534.pdf
39. Morken, G., Widen, J. H. & Grawe, R. W. (2008, April 30). Non-adherence to antipsychotic medication, relapse and rehospitalisation in recent-onset schizophrenia. *BMC Psychiatry, 8*(32). www.ncbi.nlm.nih.gov/pmc/articles/PMC2390550/pdf/1471-244X-8-32.pdf
40. Romme, M. & Escher, S. (1993). *Accepting voices*, p.55. London: MIND.
41. May, R. (2000). Routes to recovery from psychosis: The routes of a clinical psychologist. *Clinical Psychology Forum, 146*, 6-10.
42. Royal College of Psychiatrists (2006). *Consensus statement on the use of high dose antipsychotic medication (No. CR138)*. Royal College of Psychiatrists. www.rcpsych.ac.uk/files/pdfversion/cr138.pdf
43. Royal College of Psychiatrists (2006). *Consensus statement on the use of high dose antipsychotic medication (No. CR138)*. Royal College of Psychiatrists. www.rcpsych.ac.uk/files/pdfversion/cr138.pdf
44. National Institute for Health and Care Excellence (2014). *Psychosis and schizophrenia in adults: treatment and management. NICE clinical guidelines*. London: National Institute for Health and Care Excellence. www.nice.org.uk/nicemedia/live/14382/66534/66534.pdf
45. Royal College of Psychiatrists (2013). *What is POMH-UK?* Retrieved 11 November 2013 from www.rcpsych.ac.uk/workinpsychiatry/qualityimprovement/ nationalclinicalaudits/prescribingpomh/prescribingobservatorypomh.aspx

● 第13章

1. Centre for Mental Health and Mental Health Network NHS Confederation (2014). *Recovery is just the start*. Retrieved 7 March 2014 from Implementing Recovery through Organisational Change (ImROC): www.imroc.org/
2. Dillon, J. (2008). *The tale of an ordinary little girl*. Retrieved 12 November 2013 from www.jacquidillon.org/biography/background
3. Johnstone, L. (2013, September 13). *Using psychological formulation in teams*. Retrieved 22 May 2014 from http://dxsummit.org/archives/1306

文献

4. Johnstone, L. & Dallos, R. (2013). *Formulation in psychology and psychotherapy: Making sense of people's problems.* Hove: Routledge.

5. Perkins, R. & Repper, J. (1998). *Dilemmas in community mental health practice: Choice or control.* Abingdon: Radcliffe Medical Press.

6. Herz, M. I., Glazer, W. M., Mostert, M. A., Sheard, M. A., Szymanski, H. V., Hafez, H. et al. (1991). Intermittent vs maintenance medication in schizophrenia. Two year results. *Archives of General Psychiatry, 48*(4), 333-339. www.ncbi.nlm.nih.gov/pubmed/1672588

7. Coleman, R. (2014). *Working to Recovery Ltd.* Retrieved 12 February 2014 from www.workingtorecovery.co.uk/ron-coleman

8. Chadwick, P. K. (1997). *Schizophrenia: The positive perspective.* London: Routledge.

9. Campbell, P. (1996). Challenging loss of power. In J. Reads & J. Reynolds (Eds.), *Speaking our minds* (pp.56-62). Milton Keynes: Open University Press.

10. Dace, E., Faulkner, A., Frost, M., Parker, K., Pembroke, L. & Smith, A. (1998). *The 'Hurt Yourself Less' Workbook.* Retrieved 21 June 2013 from www.kreativeinterventions.com/TheHurtYourselfLessWorkbook.pdf

11. Carr, A. (2004). *Positive psychology: The science of happiness and human strengths.* Brunner-Routledge.

12. National Institute for Health and Clinical Excellence (2011). *Service user experience in adult mental health: Improving the experience of care for people using adult NHS mental health services.* London: NICE.

13. South West London and St George's Mental Health NHS Trust (2000, February). *Charter for the employment of people who have experienced mental health problems.* Retrieved 11 November 2013 from www.swlstg-tr.nhs.uk/work-for- us/service_user_employment_programme/charter_for_the_employment_of_people_who_hav e_experienced_mental_health_problems/

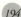

14. Mednet Consult Ltd. (2011). *The cluster pathway guide.* Retrieved 12 November 2013 from www.mednetconsult.co.uk

15. Johnstone, L. & Dallos, R. (2013). *Formulation in psychology and psychotherapy.* Hove: Routledge.

16. Schizophrenia Commission. (2012). *The abandoned illness: A report from the Schizophrenia Commission.* London: Rethink Mental Illness. www.rethink.org/media/514093/TSC_main_report_14_nov.pdf

17. Newnes, C. (1993). Editorial. *Clinical Psychology Forum, 54*(2).

18. National Institute for Health and Clinical Excellence (2011). *Information for people who use NHS mental health services.* Manchester: NICE. www.nice.org.uk/nicemedia/live/13846/60327/60327.pdf

19. Murray, R. (2014). *Professional perspectives.* Retrieved 7 March 2014 from www.schizophreniacommission.org.uk/commissioner-blogs/

20. Méndez, J. E. (2013, March 08). *UN Rapporteur on Torture calls for ban on forced treatment.* Retrieved 7 March 2014 from www.madinamerica.com/2013/03/u-n-rapporteur-on-torture- calls-for-ban-on-forced-treatment/

21. Rufus May. (2010). In S. Jones, F. Lobban & A. Cooke. (2010). *Understanding bipolar disorder: Why some people experience extreme mood states and what can help*, p.57. Leicester: British Psychological Society.

22. Chadwick, P. K. (1997). *Schizophrenia: The positive perspective*. London: Routledge.
23. Van Putten, T. & May, P. R. (1978). Subjective response as a predictor of outcome in pharmacotherapy. *Archives of General Psychiatry, 35,* 477-480. http://archpsyc.jamanetwork.com/article.aspx?articleid=491900
24. Van Putten, T., May, P. R. & Marder, S. R. (1984). Akathisia with haloperidol and thiothixene. *Archives of General Psychiatry, 41,* 1036-1039. http://archpsyc.jamanetwork.com/article.aspx?articleid=493445
25. Mosher, L. R., Gosden, R. & Beder, S. (2004). Drug companies and schizophrenia: Unbridled capitalism meets madness. In J. Read, L. R. Mosher & R. Bentall (Eds.), *Models of madness: Psychological, social and biological approaches to schizophrenia* (pp.115-130). New York, NY: Brunnel-Routledge. www.uow.edu.au/~sharonb/drugcompanies.html
26. Magliano, L., Read, J., Sagliocchi, A., Patalano, M., D'Ambrosio, A. & Oliviero, N. (2013) Differences in views of schizophrenia during medical education: A comparative study of 1st vs. 5th-6th year Italian medical students? *Social Psychiatry and Psychiatric Epidemiology, 48,* pp1647-1655. http://link.springer.com/article/10.1007%2Fs00127-012-0610-x
27. Pavilion Publishing (2014, January 14). *Psychosis Revisited* (2nd edn.) Retrieved 7 March 2014 from www.pavpub.com/psychosis-revisited-2nd-edition/
28. Health & Care Professions Council (2012). *Standards of education and training: Your duties as an education provider*. London: HCPC. https://www.hcpc-uk.org/assets/documents/1000295EStandardsofeducationandtraining-fromSeptember2009.pdf
29. Kinderman, P. (2014). *A prescription for psychiatry*. London: Palgrave Macmillan.
30. Onyett, S. (2014, February 14). *What will help prevent tragedies like Mid Staffs happening again? Time for a shift in attention. Discursive of Tunbridge Wells: The Salomons blog: Views and commentary on psychology, mental health and other stuff*. Tunbridge Wells, Kent. Retrieved 21 March 2014 from http://discursiveoftunbridgewells.blogspot.co.uk/search/label/Steve%20Onyett%20%28Autho r%29

●第14章

1. Laurance, J. (2013, November 17). *A journey to the heart of Africa's Aids epidemic*. Retrieved May 23, 2014, from www.independent.co.uk/news/world/africa/a-journey-to-the-heart-of-africas-aids-epidemic-8945522.html
2. Johnstone, L. & Dallos, R. (2013). *Formulation in psychology and psychotherapy*. Hove: Routledge.
3. Braehler, C., Valiquette, L., Holowka, D., Malla, A. K., Joober, R., Ciampi, A., Pawliuk, N. & King, S. (2013). Childhood trauma and dissociation in first-episode psychosis, chronic schizophrenia and community controls. *Psychiatry Research, 210*(1). http://www.sciencedirect.com/science/article/pii/S0165178113003119
4. Wilkinson, R. & Pickett, K. (2010). *The spirit level: Why equality is better for everyone*. London: Penguin. 酒井泰介（訳） 2010 平等社会—経済成長に代わる次の目標 東洋経済新報社
5. Jacobs, D. (1994). Environmental failure-oppression is the only cause of psychopathology. *Journal of Mind and Behavior, 15*(1 & 2), 1-18. www.brown.uk.com/brownlibrary/DJH.htm
6. New Economics Foundation (2008). *New Economics Foundation*. Retrieved 12 November 2013 from http://www.neweconomicsfoundation.org
7. Division of Clinical Psychology (2000). *Recent advances in understanding mental illness and*

psychotic experiences, p.71. Leicester: British Psychological Society.

8. Wikipedia (2013, December 05). *News values*. Retrieved 21 March 2014 from http://en.wikipedia.org/wiki/News_values

9. Perkins, R. (2000). I have a vision ... *Beyond deficit and discrimination. Overcoming the barriers and meeting the challenges of the 21st century*. Millennium mental health conference. Nottingham: BRIJ Consultancy.

● 原書 編者紹介

アン・クック（Anne Cook）
本報告書の主題である種類の体験によって苦悩している人々と，長年にわたってNHS（ナショナル・ヘルス・サービス）で働いてきたコンサルタント臨床心理士。カンタベリー・クライスト・チャーチ大学の応用心理学ソロモンセンターの博士課程主任講師兼臨床部長。ピーター・キンダーマン教授とともに，本報告書の前身にあたる2000年に出版された報告書を共同で編集した。2010年に出版された，英国心理学会・臨床心理学部門の『双極性障害の理解（Understanding Bipolar Disorder）』の共同編集者でもある。

ツイッターアカウント：@AnneCooke14
ブログ：Discursive of Tunbridge Wells

● **寄稿者紹介**（カッコ内はツイッターのアカウント）

サースティン・バセット（@ThurstineBasset）
　バセット・コンサルタントディレクター，『精神病再考』の著者

リチャード・ベンタル（@RichardBentall）
　リバプール大学臨床心理学／教授

メアリー・ボイル
　イーストロンドン大学臨床心理学／名誉教授

アン・クック（@AnneCooke14）
　カンタベリー・クライスト・チャーチ大学応用心理学ソロモンセンター博士課程／主任講師兼臨床部長

キャロライン・キュピット
　オックスリーズ NHS 基金コンサルタント／臨床心理士

ジャッキー・ディロン（@JacquiDillon）
　作家，運動家，国際的な講演・指導者

ダニエル・フリーマン（@ProfDFreeman）
　オックスフォード大学臨床心理学／教授

フィリパ・ガレティ
　キングスカレッジ・ロンドン（精神医学研究所）臨床心理学／教授，キングス・ヘルス・パートナーズの南ロンドンモーズレイ NHS 基金精神疾患臨床アカデミックグループ／臨床部長・共同リーダー

デイヴィッド・ハーパー
　イーストロンドン大学臨床心理学／准教授

ルーシー・ジョンストン（@ClinpsychLucy）
　ウェールズのクーム・タフ・健康保健委員会／コンサルタント臨床心理士

ピーター・キンダーマン（@peterkinderman）
　リバプール大学健康社会学部心理学科／学科長・臨床心理／教授

エリザベス・カイパース
　キングスカレッジ・ロンドン（精神医学研究所）臨床心理学／教授

トニー・ラベンダー
　カンタベリー・クライスト・チャーチ大学臨床心理学／副長官・教授

ローラ・リー
　カンタベリー・クライスト・チャーチ大学応用心理学ソロモンセンター／サービス利用者コーディネーター兼キャリア担当

エレノア・ロングデン
　リバプール大学の共同研究者

ルーファス・メイ（@Rufusmay）
　ブラッドフォード地区ケアトラスト／臨床心理士

サラ・メディング
　サセックス・パートナーシップNHSトラスト／コンサルタント臨床心理士

トニー・モリソン
　マンチェスター大学臨床心理学／教授

スティーヴ・オニエット（@SteveOnyett）
　エクセター大学／准教授，オニエット・エンテロ社／ディレクター

エマニュエル・ピーターズ
　キングスカレッジ・ロンドン（精神医学研究所）臨床心理学／准教授

デイヴィッド・ピルグリム
　リバプール大学保健社会政策学部／教授

ジョン・リード（@ReadReadj）
　リバプール大学臨床心理学／教授，臨床心理士プログラム博士課程／ディレクター

マイク・スレイド
　キングスカレッジ・ロンドン（精神医学研究所）保健サービス研究所／教授

ティル・ワイクス
　キングスカレッジ・ロンドン（精神医学研究所）臨床心理学／教授

ヤン・ウィーバー
　ロンドンのヴォイス・コレクティヴ／開発担当

訳者あとがき

　本書は，英国心理学会・臨床心理学部門が 2014 年 11 月に公開した報告書『Understanding Psychosis and Schizophrenia』の全訳である。原文は，英国心理学会のホームページから無料で全文をダウンロードできる〈1〉。原文に戻って，意味を確認し，理解を深めたい場合には，是非入手していただきたい。アニタ・クレインが原文の報告書に無償で提供してくれたイラストを見るだけでも価値があるかもしれない。

　さて本書は，精神病（特に統合失調症）をどのように理解すべきか，そしてどのように支援すべきかについて，最新の研究や当事者の体験談をふんだんに引用しながら，私たちを新しい理解様式へと誘う。その誘いは，専門家が持っている従来の常識的な理解様式とかなり異なっているがために，大変スリリングである。

　精神病を身近に体験したことのない人ほど，この誘いを当然のこととして受け取れるかもしれない。その理解様式や支援方法が率直に理にかなっているように見受けられるからである。逆に，精神病を詳しく知る人ほど，この誘いにそう易々とはのれないと感じるのではないか。それほど本書は，私たちが培ってきたものの見方に大幅な変更を要求する。

　専門家として，常に新しい知識を求め，自分が提供する支援や治療を受ける人々が最大限の利益を受けることができるように努めるのは当然のことである。実際，それ故に日々研修会に参加し，書籍や報告書に目を通してきたのである。

　だからこそ，今まで培ってきた理解様式を根底から変更することになるような大きな転換については，やはり慎重な姿勢で望みたい。新しい方法論の実績という観点からも，私たちはどうしても慎重にならざるを得ないというだけでなく，今まで自分たちが理解してきた方法を根底から揺さぶられることを，心穏やかに迎えられる人は少ないであろう。つ

まり，本書を読むことは，自分の中に既にあるものとの葛藤に向き合うことにつながる。

しかし，本書の主張することは，どこからともなく突然出現したものではない。世界中のさまざまな場所で徐々に形として見えてきたことをまとめたものである。それは，精神病という診断を下された当事者自身の声として，さらに従来の理解様式を越えて患者に向き合ってきた専門家の声として見えてきたものである。そしてそれが，従来の理解様式に対する疑問となり，代わりとなる支援方法への模索とつながっていったのである。故に，単なる理論，あるいは理想論として片づけるわけにはいかない。本書のように，英国心理学会という学会の統一見解として出されているような性質のものについては，特にそうである。つまり，本書は一専門家の意見ではなく，職業団体としての見解であるということも特筆すべき点である。

さてこの転換は，精神病をめぐる原因理解において，脳の機能不全や遺伝因子などという単純解からの離脱であり，複数要因の考慮，そして関係性論へのシフトであると理解できる。つまり，精神病が脳における生化学的なアンバランスによって起こされている神経障害であるという，主に製薬会社が広めている言説に対する挑戦である。トラウマや虐待，はく奪，社会的不平等などの複数要因が，人それぞれの状況に応じて複雑に絡み合っている状況において，その人なりに対処しようとしたのだ。つまり，たとえば虐待を受けている状況において，子どもは虐待されているという事実そのものを変えられない中で，その現実に対応するための手段（仮想の支援者など）を作り上げていったのではないか。そしてそれは，その時のサバイバルには有効な手段であったかもしれないが，状況が変わり，その手段の有用性が失われてしまったものが「症状」として見えるのである，としている。

本文で紹介されているが，エレノア・ロングデンがTEDで自分の体験談を発表している。これは，声を聞くことが自分のトラウマ体験にどのように結びついているのかを理解する上で大きな示唆を与えてくれるであろう。

「私が最終的に理解したことは，聞こえる声の一つひとつが自分自身の側面に結びついていて，それぞれが自分では決して処理したり解決できなかった，すごい感情を伝えているということでした。性的なトラウマとか虐待，恥の感情や怒り，そして喪失や自己嫌悪などの記憶です。声がそんな痛みに代わって，それを表現する言葉を伝えてくれたんです。理解したことの中でものすごく意外だったことは，一番敵意があって攻撃的な声が，実は最も深く傷ついた自分のことを明らかに描写していたことでした。そして，その声が一番の思いやりや愛情を表していたんだ，ということでした」

（カリフォルニア，TED2013における発表）〈2〉

　さらに，統合失調症の診断基準についても疑問を提起する。幻聴，つまり，「まわりには誰もいないところで声を聞くこと」が，統合失調症と診断する上での有力な診断基準であることに根拠はないとまで言い切る。なぜならば，そのような声を聞く人が実は多くいるのであり，それが有害とは感じられないために精神科を訪れないだけであるということが研究によってわかってきたからである。つまり「声を聞くこと」は，人間が有するありふれた現象のひとつにしかすぎない，と見なしている。

　当然，その声が有害なものとなって人々に苦悩をもたらしているとき，どう対応していくかについては，人々は支援を受ける必要がある。この点において，人々の苦しみは現実のものであると見なされている。そしてそれに対する支援は，「統合失調症」として特別扱いするのではなく，普通の人を支援するのと同じように支援することができるのであると，本報告書は主張する。「『精神病』と他の思考や感情，信条などを分ける明確な境界線は存在しない。精神病は，不安や内気さのような他の心理的な問題と同じ方法で理解し取り扱うことができる」のである。

　このような転換からもたらされる支援や治療への可能性は，大きい。従来の考え方は，統合失調症に対する主たる支援方法を投薬治療に限定し，それ以外の支援方法を模索する余地をあまり残してくれない。とこ

訳者あとがき

ろが，この新しい視点は，支援方法の可能性を大幅に広げてくれる。何より，本書が提示する手法が真に有効なものであれば，支援や治療の枠組みが，患者や家族だけでなく専門家にも希望を与え，よりダメージの少ない，より人間味のある方法論につながる可能性があるというところに，私は個人的に強く惹かれる。自己成就予言とも理解されるが，可能性を提供してくれる言説は，その可能性が示唆する地点に私たちを導いてくれる。よって，より可能性のある枠組みを私たちの支援方法に採用することは，特に重要なことなのである。

特に，セラピー（話すことを基盤とする心理療法）の可能性については大きく取り上げられている。それは，相手の考え方を矯正するという入り口から入るものではない。またそれは，相手の心理状態を専門家の知に照らし合わせて分析し，その解釈を提示するようなものでもない。それは，当事者と協働して，「ある人の人生における出来事や関係性，社会的な状況，その人の現在の体験や苦悩を探索し」，その事に対する「仮説，あるいはできる限りの推測を立てるように試みる。たとえばそれは，その人の人生体験の文脈から，声がどのように現れてきたのか，それをどのように解釈するのか，などを検討することである」。そして，そのような話は，「その苦悩の体験がいかに極端，または異常で，抗し難いものであるとしても『あるレベルですべてつじつまが合う』という前提を基盤としている」のだ。つまり，当事者にとって腑に落ちる物語の共著が，支援方法を検討していく上で重要なものとなる。

本書の提示する考え方や方法論が，実際のところどの程度有効なのか，私にはまだ判断できない。しかし，専門家として本書が述べることを知らずに，従来の考え方に留まっているわけにはいかないと，自分のこととして痛切に感じたのである。無視できるような内容ではない，と。そこで，翻訳パートナーのバーナード紫さんとの翻訳に踏み切った。これは，本書の内容をメンタルヘルスの領域で働く人々が基本的知識として共有することを，本書の編集者たちが願っていることを酌み取ろうとしたことでもある。

出版にあたり，北大路書房の若森乾也さんと奥野浩之さんには大変お

世話になりました。紙面をかりてお礼を申し上げます。

　本書が，精神疾患の支援方法をめぐるディスカッションに幅と希望を与えてくれることを祈って。

ニュージーランド・ハミルトン市にて（2015年11月）

ニュージーランド・カウンセラー協会員
日本臨床心理士
　　　　　　　　　　　　国重浩一

1. http://www.bps.org.uk/networks-and-communities/member-microsite/division-clinical-psychology/understanding-psychosis-and-schizophrenia
2. Longden, E. (2013, February 28). Eleanor Longden: Learning from voices in my head. Retrieved 11 July 2013 from www.ted.com/talks/eleanor_longden_the_voices_in_my_head

● 訳者紹介

国重　浩一（くにしげ　こういち）
東京都墨田区生まれ
ワイカト大学カウンセリング大学院修了
鹿児島県スクールカウンセラー，東日本大震災時の宮城県緊急派遣カウンセラーなどを経て，
現　在：日本臨床心理士，ニュージーランド・カウンセリング協会員，ダイバーシティ・カウンセリング・ニュージーランド　マネージャー兼スーパーバイザー，カウンセラー
専　門：ナラティヴ・セラピー，スクールカウンセリング，スーパービジョン，多文化カウンセリング
　［主著］
　　「ナラティヴ・セラピーの会話術」金子書房，2013.
　　「震災被災地で心理援助職に何ができるのか？」(編著) ratik，2014.
　［訳書］
　　G.モンク他(編)「ナラティヴ・アプローチの理論から実践まで」(共訳)北大路書房，2008.
　　J.ウィンズレイド・G.モンク（著）「ナラティヴ・メディエーション」(共訳) 北大路書房，2010.
　　P.ホーキンズ・R.ショエット（著）「心理援助職のためのスーパービジョン」(共訳) 北大路書房，2012.
　　S.マディガン（著）「ナラティヴ・セラピストになる」(監訳) 北大路書房，2015.
　　米国戦略諜報局（OSS）（著）「サボタージュ・マニュアル」(翻訳) 北大路書房，2015.

バーナード　紫（ばーなーど　ゆかり）
東京都渋谷区生まれ
ロンドン大学教育研究所修士課程修了（英語教育）
ワイカト大学教育学部教育研究科ディプロマ修了（カウンセリング）
現　在：ニュージーランド在住　翻訳家，コミュニティ通訳士
　［訳書］
　　G.モンク他(編)「ナラティヴ・アプローチの理論から実践まで」(共訳)北大路書房，2008.
　　J.ウィンズレイド・G.モンク（著）「ナラティヴ・メディエーション」(共訳) 北大路書房，2010.
　　P.ホーキンズ・R.ショエット（著）「心理援助職のためのスーパービジョン」(共訳) 北大路書房，2012.
　　S.マディガン（著）「ナラティヴ・セラピストになる」(監訳) 北大路書房，2015.

精神病と統合失調症の新しい理解
地域ケアとリカバリーを支える心理学

2016年4月10日　初版第1刷印刷	定価はカバーに表示
2016年4月20日　初版第1刷発行	してあります。

監修者	英国心理学会・臨床心理学部門
編　者	アン・クック
訳　者	国重　浩一
	バーナード　紫
発行所	㈱北大路書房
	〒603-8303　京都市北区紫野十二坊町12-8
	電　話（075）431-0361代
	ＦＡＸ（075）431-9393
	振　替　01050-4-2083

編集・製作	本づくり工房	T.M.H.
装　幀	下谷純代	
印刷・製本	㈱太洋社	

ISBN 978-4-7628-2934-5　C1011　Printed in Japan© 2016
検印省略　落丁・乱丁本はお取替えいたします。

・JCOPY〈㈳出版者著作権管理機構　委託出版物〉
本書の無断複写は著作権法上での例外を除き禁じられています。
複写される場合は，そのつど事前に，㈳出版者著作権管理機構
（電話 03-3513-6969,FAX 03-3513-6979,e-mail: info@jcopy.or.jp）
の許諾を得てください。